漢字脳活ひらめきパズルの実践で

記憶力を高め 物忘れを寄せつけない 脳になりましょう！

監修

東北大学教授

川島隆太（かわしまりゅうた）

川島隆太先生 プロフィール

1959年、千葉県生まれ。1985年、東北大学医学部卒業。同大学院医学研究科修了。医学博士。スウェーデン王国カロリンスカ研究所客員研究員、東北大学助手、同専任講師を経て、現在は東北大学教授として高次脳機能の解明研究を行う。脳のどの部分にどのような機能があるのかという「ブレイン・イメージング」研究の日本における第一人者。

人間の脳は、年を重ねるにつれて衰え、
認知機能も低下していきます。
すると、記憶力や注意力、思考力が弱まり、
物忘れやうっかりミスが多くなります。

認知機能を維持し、
認知症を予防するためには、
脳の働きを活発にすることが大事です。

脳は何歳になっても鍛えられ、
衰えた脳の働きを取り戻すことができます。
そのために役立つのが
『漢字脳活ひらめきパズル』シリーズです。

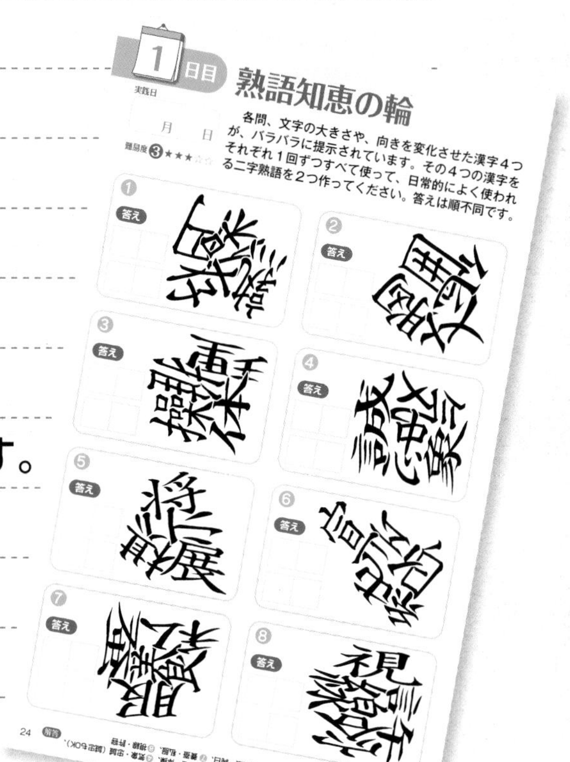

漢字パズルに取り組むことで脳は鍛えられ、
物忘れやアレソレ会話の改善につながります。
毎日実践して、脳をぐんぐん
若返らせて記憶力を高め、
物忘れやうっかりミスを
寄せつけない脳をめざしましょう。

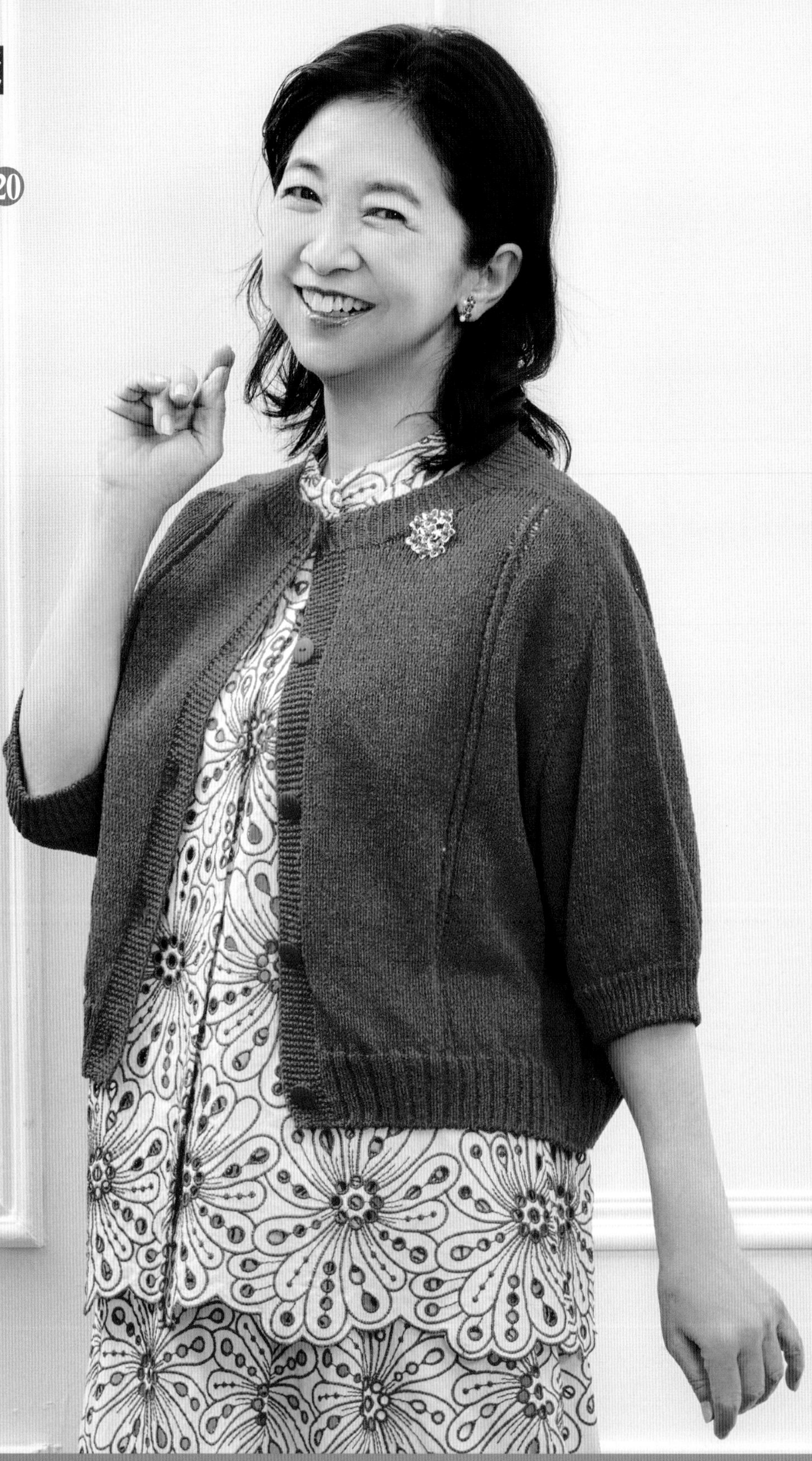

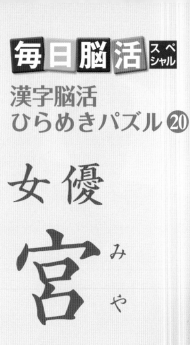

女優 宮崎美子（みやざきよしこ）さん

思い出の郷土料理、手作り野菜、炊きたてご飯

きちんと1日3食が私の元気の素

手作りの野菜を調理して おいしくいただいています

何年か前から、畑をお借りして、野菜作りを始めています。

畑といっても、何ヘクタールもあるような広大な土地をお借りしているわけではありません。1つの畑をいくつかの小さな区画に分けて、たくさんの方といっしょに借りる「シェア畑」というサービスを利用しています。

この畑では、野菜作りに必要な農具や肥料は現地に用意してあるんです。そのため、軍手さえ持参すれば畑仕事ができてしまうという便利さ。小さな畑ですが、季節ごとに驚くほどたくさんの野菜が収穫できるんです。

収穫した野菜は、料理に使って、おいしくいただいています。もうそれが楽しみで。料理風景のいくつかは、私のYouTubeチャンネル「よしよし。宮崎美子ちゃんねる」にアップしているので、よろしければご覧になってください（注）。

出来上がった料理は、ビールやワインなど、1杯のお酒とともにいただきます。

実は、料理の指導をしてくださっている先生のモットーが「飲み物をサーブするまでが料理」。飲み物をグラスに注いで、そこで初めて料理が完結するという考え方なんですね。私も全く同意見なので、1杯のお酒は欠かせないんですよ（笑）。

新鮮な旬（しゅん）の野菜は、とてもおいしい！　畑仕事は大変ですが、みなさまにもぜひおすすめしたいです。

さて、先日は、それはそれは立派なキャベツが収穫できました。そこで、そのキャベツを使った料理を7㌻の「おまけトリビア」の問題にしてみました。果たして正解は？　ぜひチャレンジしてください。

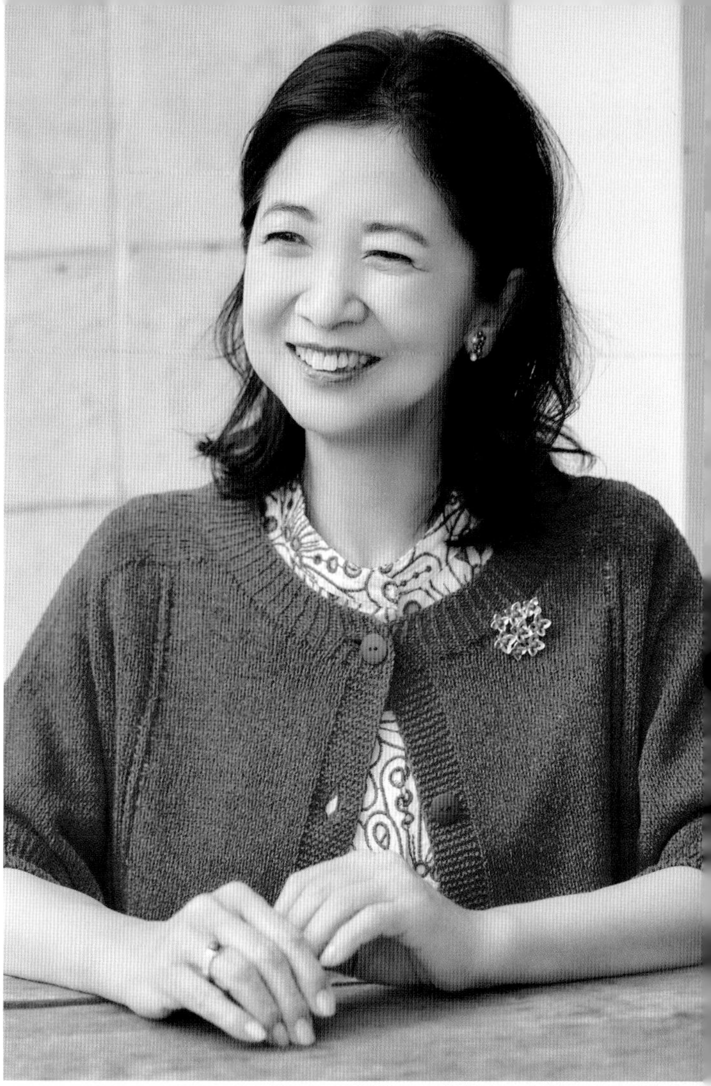

宮崎美子（みやざきよしこ）さん　Profile

1958年、熊本県生まれ。
1980年に篠山紀信氏の撮影で『週刊朝日』の表紙に掲載。同年10月にはTBSテレビ小説『元気です！』主演で本格的デビュー。
2009年には漢字検定1級を受けて見事に合格。現在では映画やドラマ、バラエティ番組と幅広く活躍している。2020年にデビュー40周年を迎えた。

ロケ弁？　バレ飯？ 芸能界の昼食事情

みなさんは、朝食を毎日食べていますか？朝の時間は忙しいことが多いので、ごく簡単にすませてしまったり、あるいは朝食抜きにしてしまったりする人も多いのかもしれませんね。

私は、朝食ではご飯をいただくのが習慣です。パンも好きですし、用意するのはらくなんですけど、私の場合、朝はご飯のほうが落ち着いて食べられるんです。

（注）https://www.youtube.com/@yoshiyoshimiyazaki

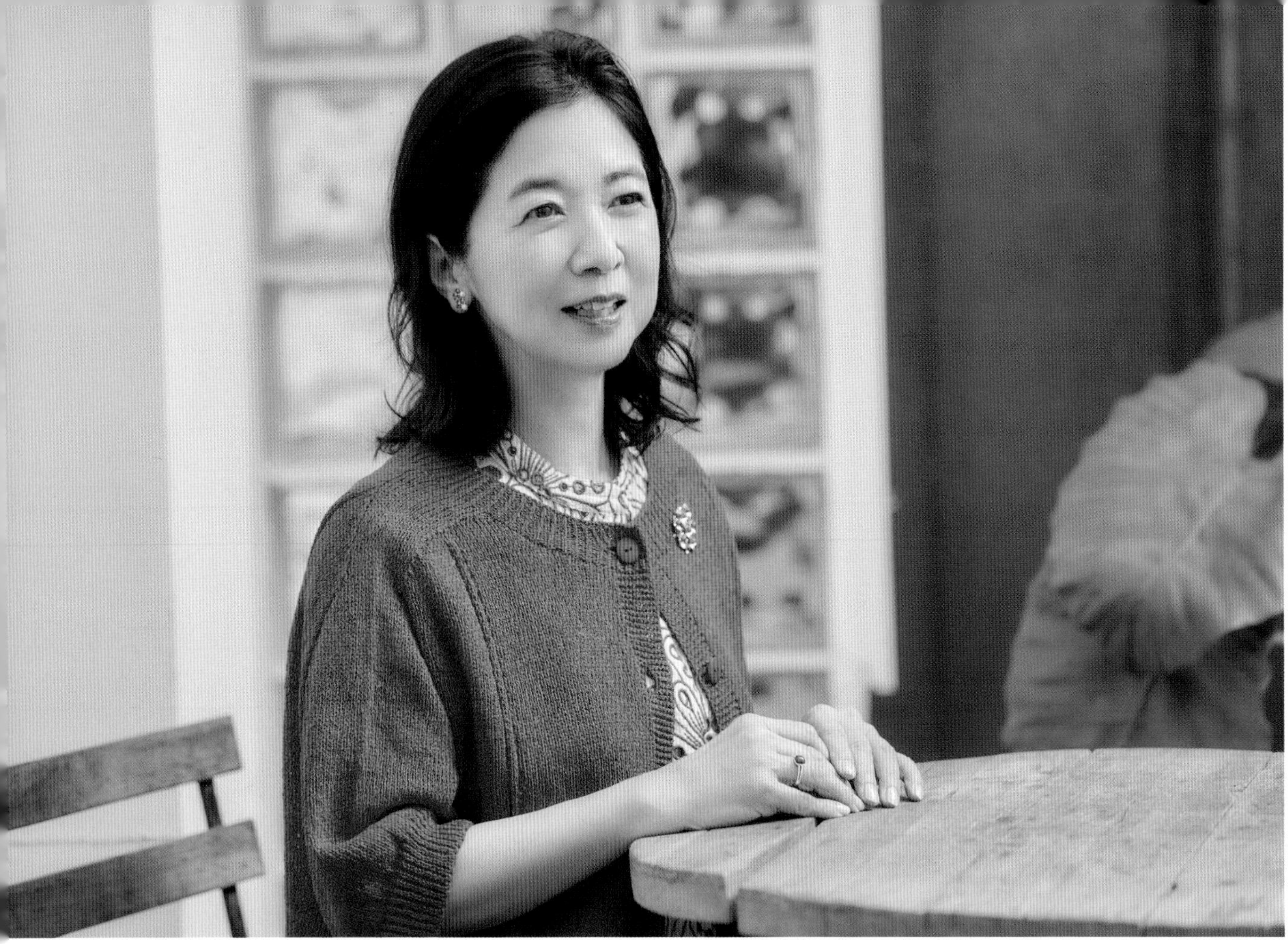

女優という仕事柄、時間が不規則になりがちなこともあり、朝食に充てる時間の余裕があまりない日もあります。でも、私たちの仕事って、じゃあ昼食を確実に食べられるかといえば、必ずしもそうではないことも多いんですよ。お昼の休憩が後ろにずれることは日常茶飯事で、ゆっくり食事ができないこともあります。

だから、時間に余裕のないときでも、朝食は必ず食べるように心がけています。仕事の途中でおなかがすいてしまうと、集中力が続かなくなりかねないですしね。朝どんなに忙しくても、何かは食べるようにしているんです。

お昼は、お仕事の現場でいただくことが多いです。「ロケ弁」といって、撮影現場でお弁当を出していただけるんです。ありがたく、おいしくいただいています。

ただ、スタジオではなく街なかの撮影だと「バレ飯」になることもあります。「バレ」とは芸能や映像の業界用語「バレる（解散する）」に由来する言葉で、バレ飯は「食事は準備していないので、各自でとってください」という意味になります。「本日はバレ飯でお願いします」といわれたら、近くのお店に入って、おのおの好きなものを食べます。今はコンビニがどこにでもあるので、昼食を食べる店がなくて困ることは少なくなりましたね。

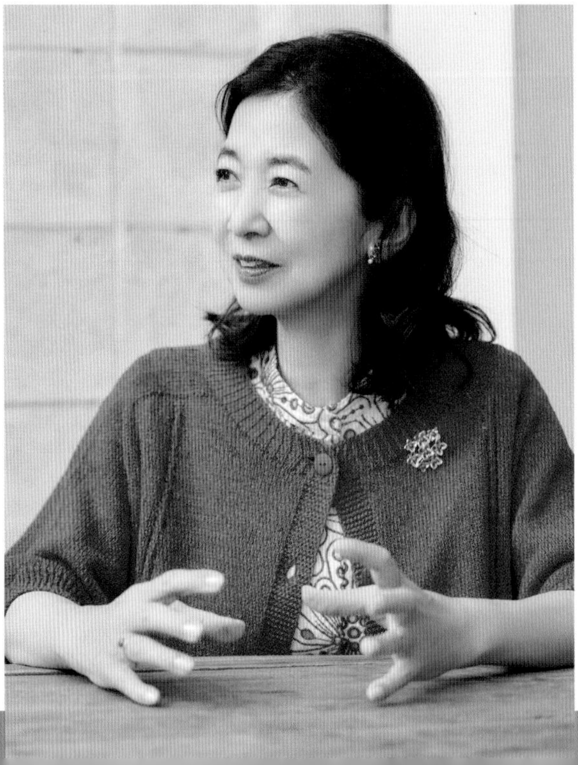

1日3食きちんととるのが私の元気の秘訣！

夕食は、自宅に帰ってから自分で作って食べることが多いかな。ただ、時間がないことが少なくないので、あまり手の込んだものは作らなくなっちゃいますね。

どうしても外食が多くなってしまうので、不足しがちな野菜は意識してとるようにしています。そこで、自分で育てて収穫した野菜が役に立っているんですよ。

例えば、大根は八百屋さんで買うと、葉っぱがついていませんよね。でも自分で育てた大根には、立派な葉っぱがついているんですよね。もちろん全部食べます。捨てるのはもったいないですし。大根の葉っぱっておいしいですよね。

こうして、忙しくしているときでも、きちんと1日3食とるようにしていることが、私の元気の秘訣（ひけつ）かもしれません。

食事って、やっぱり、食べたいものをおいしくいただくのが一番の幸せだと思います。特に、ここのところのコロナ禍（か）で、外食もままならない時期が続いていましたから、食べたいものを食べられるってどれだけ幸せなことか、身に染みて感じています。

強く印象に残っている日本と世界の郷土料理

現在に至るまで、日本全国・世界各国で、さまざまな料理をいただいてきました。印象に残っている料理も数多くあります。

特に気に入った料理が「クジラの炊き込みご飯」。北九州地方を訪れたさいに、一般の方のお宅でごちそうになった郷土料理ですが、これがめちゃくちゃおいしい！

クジラの肉を炊き込むと聞くと、なんとなくくさみがあるような気がしますよね。で

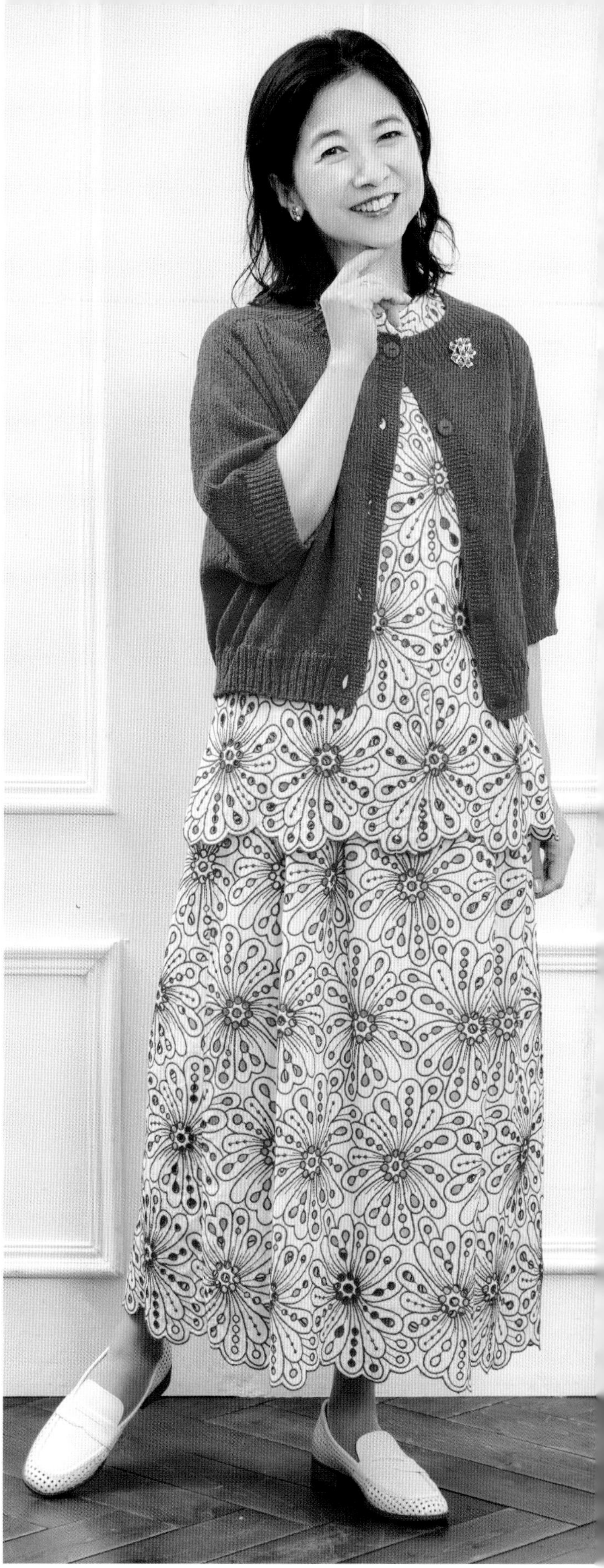

撮影◎石原麻里絵(fort)
ヘアメイク◎岩出奈緒
スタイリスト◎坂能翠(エムドルフィン)
衣装協力◎カーディガン、ブラウス、スカート／ともにTABASA☎03-6427-9306
赤珊瑚イヤリング、赤珊瑚リング、赤珊瑚ブローチ／アジュテ ア ケイ
☎088-831-0005　www.kyoya-coral.com
ローファー／銀座かねまつ/銀座かねまつ6丁目本店
☎03-3573-0077

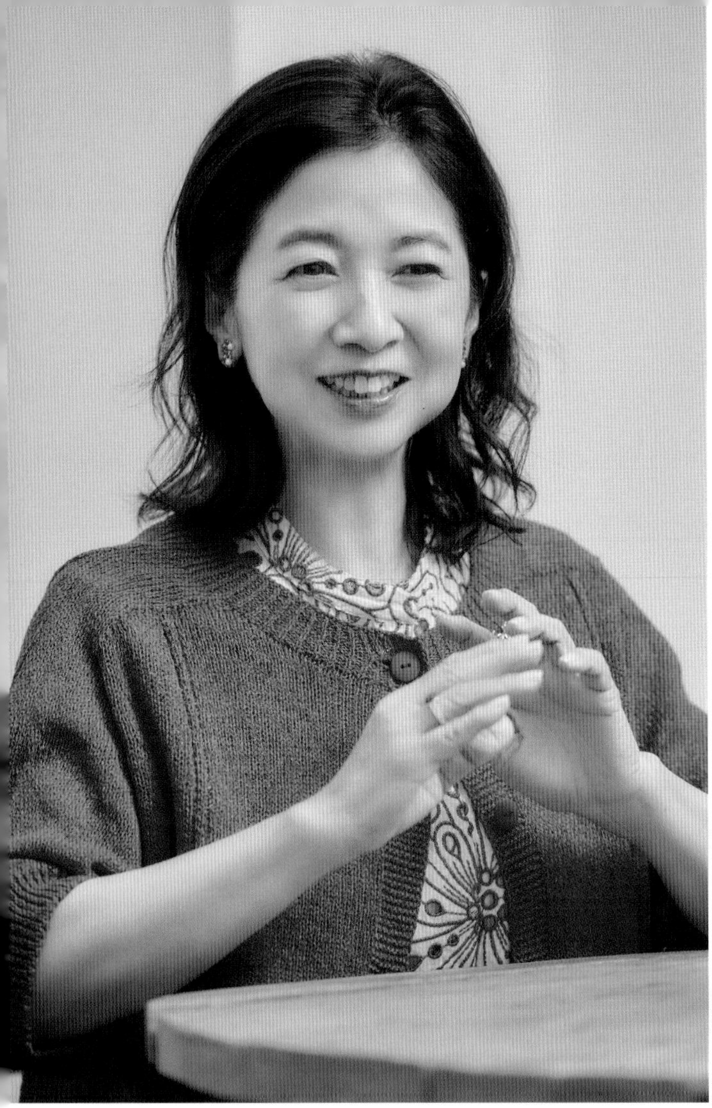

も、そんなことはなくて、クジラのうまみと甘みが凝縮されているんですよ。いや～あんなにおいしい炊き込みご飯があるんだな、って今でも強く印象に残っています。

別の意味で印象に残っている食事が、「ウナギの鍋」。これは、ベトナム南部のメコンデルタを訪れたさいにいただきました。

現地で「今日のご飯はウナギです」っていわれたので、どんな料理が出てくるのかしらと期待して待っていたら、鍋だったんです。中には、ウナギがブツ切りでたくさん入っていて。シマシマ模様のヌルっとした皮もそのままで、見た目もちょっと……。「鍋じゃなくてかば焼きにしてー」と思ってしまいました。

ウナギのほかの具材は、大量のドクダミ！健康にはよさそうですけどね（笑）。

そんなこともありましたが、地元の方が「これはおいしいよ」って出してくださる料理って、基本的にはおいしいものばかりです。郷土料理は、その土地のおいしさがあって、食べるのをいつも楽しみにしています。

梅干しの上手な漬け方をぜひ教えてください！

でも、やっぱり大好きなのは「白いお米」ですね。炊きたてのご飯に、おいしい塩昆布と梅干しがあれば最高！

和歌山県に、梅農園を営んでいらっしゃる知り合いがいて、その方が毎年、すごく立派な南高梅（なんこううめ）を送ってくださるんです。それをありがたくいただいて、梅酒を作ったり梅干しを漬けたりしています。

梅干しや梅酒を作る作業を行う５月ごろになると、家じゅうがとてもいい香りになるんですよね。梅仕事の時期はそれもまた楽しくて。梅干しに使う赤ジソで手が真っ赤に染まってしまうのも、その季節の楽しみかな。

ただ、果肉の厚い南高梅を上手に漬けるのって、難しいんですよね。皮が薄くて破れやすいので、とても気を遣います。

また、自分で漬けるときは、ある程度塩を入れないと保存が利かないんですよ。自分の経験では17％は入れないとダメですね。それ以下だと、カビが生えてしまうことが多いんです。

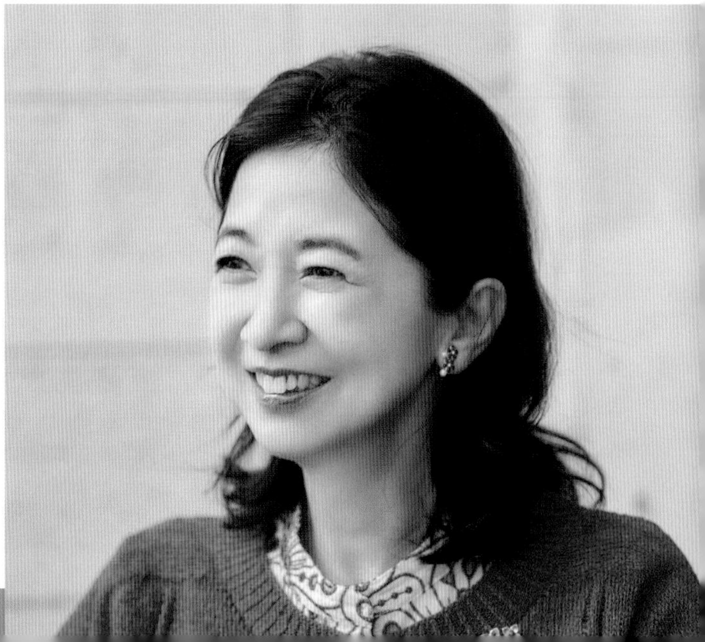

以前、お仕事の先輩の方でご自分で梅干しを漬けている方がいらして、その方と「何%塩を入れてるか、せーのでいいましょう」っていう話になりました。そうしたら、2人とも「17%!」。よし! って思わずガッツポーズをしました(笑)。

とはいえ、塩分17%の梅干しって、かなりしょっぱいんですよ。こういう昔ながらのしょっぱい梅干しもおいしいんですけど、できるだけ塩を減らす方法ってないかなぁとも思っているんです。「漢字脳活ひらめきパズル」の読者の方で梅干し作りの達人がいらっしゃいましたら、上手な漬け方をぜひ教えてください!

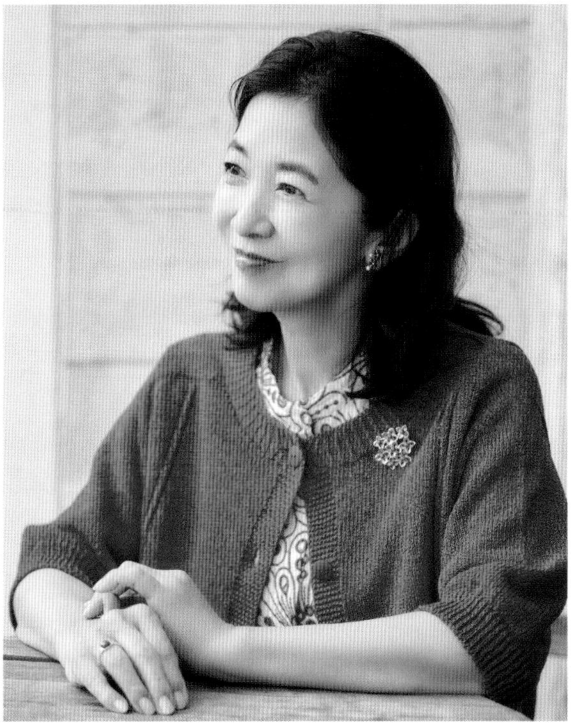

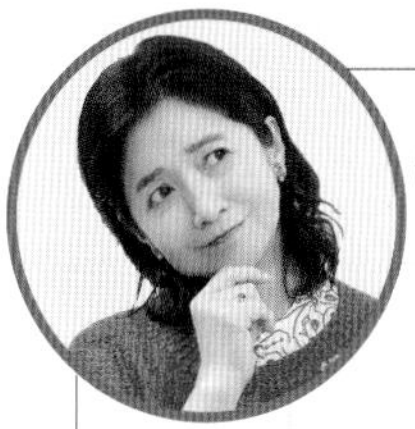

今月のおまけトリビア

宮崎美子の気になる漢字クイズ

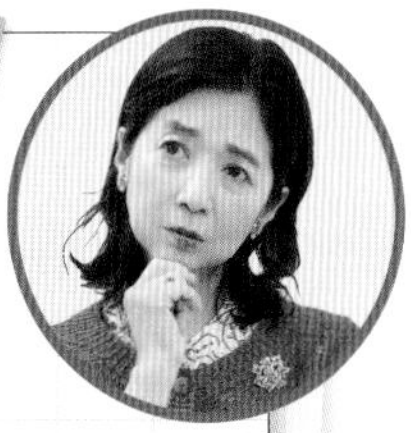

本文でも触れましたが、私がお借りしている畑でキャベツが収穫できました。巻きが固くてずっしり重い、我ながら見事なキャベツが育ったと満足しています。

そこで、今回のおまけトリビアの漢字は**「巻甘藍」**。キャベツを使った定番の料理。「巻く」という漢字があるので、もう答えはおわかりですね?

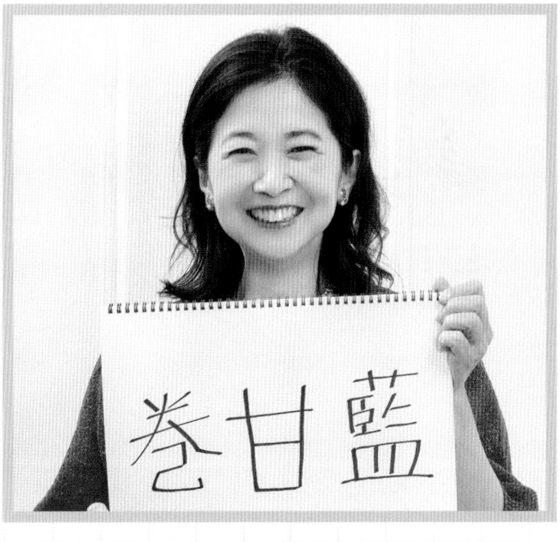

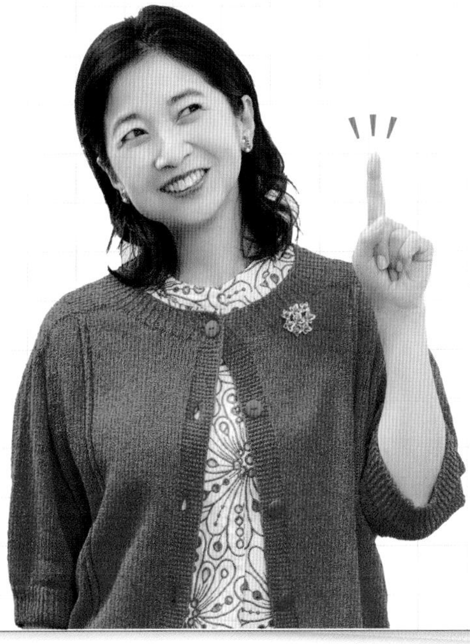

正解は**「ロールキャベツ」**でした。甘藍とはキャベツのことで、「玉菜」とも書きます。甘藍を巻いて作る料理なので、ロールキャベツ。とてもわかりやすい漢字だと思います。でも、ヒントがなかったら読みづらいですよね。

ちなみにロールキャベツってトルコ料理なんですって。ご存じでした?

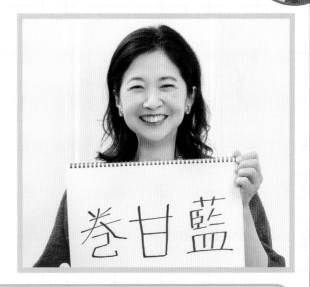

宮崎美子さんが出題！

漢字教養トリビアクイズ⑳

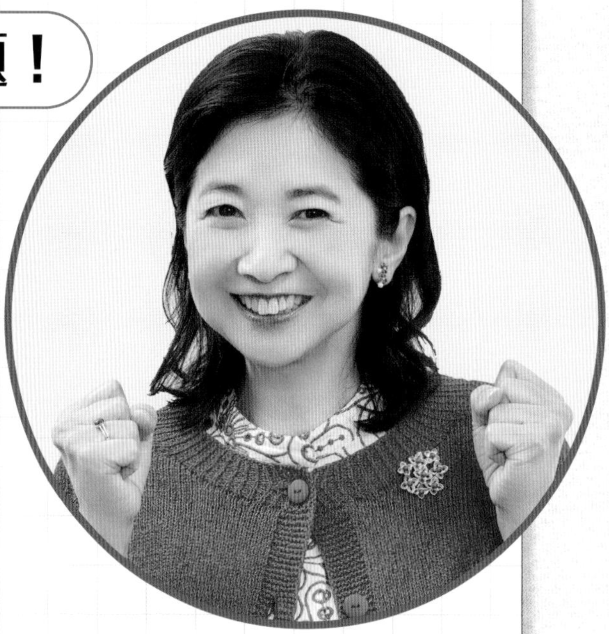

今回の「漢字教養トリビアクイズ」最初の問題は「東海道五十三次クイズ」です。東海道五十三次といえば、歌川広重(うたがわひろしげ)の浮世絵や、弥次(やじ)さん喜多(きた)さんの『東海道中膝栗毛(ひざくりげ)』などが思い起こされますね。

さて、この東海道五十三次を舞台に駅伝競走が行われたことをご存じでしょうか。1917（大正６）年に世界初の駅伝競走として行われた「奠都(てんと)記念駅伝徒歩競走」は、京都から上野までの516㌔を3日間で完走するという過酷なレースで、関東組と関西組の２チームが勝利を争いました。そのときの関東組のアンカーが「日本マラソンの父」と呼ばれる金栗四三(かなくりしそう)さんで、その後、金栗さんは第１回箱根駅伝の開催に尽力することになります。

そんな金栗さんの生涯はNHK大河ドラマ「いだてん～東京オリムピック噺(ばなし)」で描かれ、私も金栗さんの母親役で出演しました。金栗さんは私と同じ、熊本の出身なんです。お墓参りもさせていただきました。

宮崎美子さんが出題！漢字教養トリビアクイズ⑳ 目次

❶ 東海道五十三次クイズ …… 9
❷ ○○界クイズ …… 10
❸ 読めるけど書けない漢字クイズ 10
❹ 日本の妖怪クイズ …… 11
❺ 善・悪漢字クイズ …… 12
❻ 二字熟語完成クイズ …… 13
❼ ことわざ漢字クイズ …… 13
❽ 植物の漢字クイズ …… 14
❾ 動物の熟語・慣用句クイズ …… 14
❿ 便のつく熟語クイズ …… 15
解答 …… 16

1 東海道五十三次クイズ

江戸時代に整備された五街道の一つ「東海道」には53の宿場があり、「東海道五十三次」と呼ばれています。各問の説明に当てはまる宿場をヒントから選び、ひらがなを漢字に書き換えてください。

① 東海道の起点・日本橋を出発して最初の宿場
⇒ □

② 10番目の宿場。現在は神奈川県足柄下郡。五十三次の中で最も標高が高い（725メートル） ⇒ □

③ 18番目の宿場。現在は静岡県清水市。清水次郎長ゆかりの地 ⇒ □

④ 20番目の宿場。現在は静岡県静岡市。とろろ汁が名物
⇒ □

⑤ 23番目の宿場。「箱根八里は馬でも越すが～」と読まれた大井川の左岸（江戸側）に位置する ⇒ □

⑥ 36番目の宿場。現在は愛知県豊川市。2015年まで営業を続けた旅籠（はたご）がある ⇒ □

⑦ 41番目の宿場。現在は愛知県名古屋市。近くに熱田神宮がある ⇒ □

⑧ 42番目の宿場。現在は三重県。ハマグリが名物
⇒ □

⑨ 52番目の宿場。現在は滋賀県。本陣が現存し国の史跡に指定されている ⇒ □

ヒント

あかさかしゅく　えじりしゅく　くさつしゅく
くわなしゅく　しながわしゅく　しまだしゅく
はこねしゅく　まりこしゅく　みやしゅく

2 ○○界クイズ

各問は、「○界」「○○界」といった、限られた人たちによる社会を示す言葉を説明した文章です。マスを漢字でうめて言葉を完成させてください。

① 相撲の社会 ⇒ □界

② 法律家の社会 ⇒ □□界

③ 上流階級の人々が交際する社会 ⇒ □□界

④ 芸者衆の社会 ⇒ □□界

⑤ 大企業の経営者や実業家などが構成している社会 ⇒ □界

私が属しているのは、映画や演劇・歌謡などで生活する人々で構成される□□界です。答えはもうおわかりですよね？

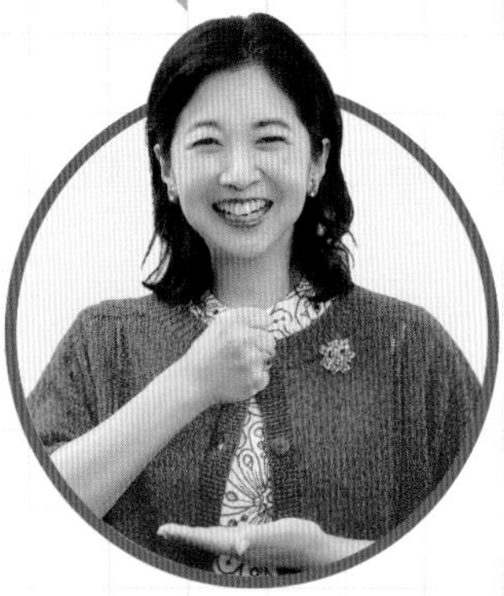

3 読めるけど書けない漢字クイズ

「なんとなく読めるけど、いざ書くのは難しい」という言葉を集めました。ヒントから漢字を選んで、各問のひらがなを漢字で書いてください。間違えないように正確に書き取りましょう。

① かみそり ⇒ □□

② けんせき ⇒ □□

③ とんち ⇒ □□

④ あつれき ⇒ □□

⑤ こうこつ ⇒ □□

⑥ はくだつ ⇒ □□

⑦ そんきょ ⇒ □□

⑧ ひぼう ⇒ □□

ヒント
奪 頓 謗 蹲 刀 譴 恍 責
剃 軋 踞 剥 惚 轢 誹 智

4 日本の妖怪クイズ

日本各地に伝わる妖怪の名前を集めました。各問の妖怪の読み方をひらがなで解答欄に書き込んでください。

① 天邪鬼（人の心を察して人をからかう子鬼）⇒

② 一反木綿（布のようなものがヒラヒラ飛んで人を襲う妖怪）⇒

③ 海坊主（海に住む妖怪。黒い坊主頭の巨人で船を襲うとされる）⇒

④ 唐傘小僧（一つ目のついた傘が一本足で飛び回る妖怪）⇒

⑤ 件（人間の顔に牛の体を持つ妖怪。予言能力があるとされる）⇒

⑥ 座敷童子（岩手県に伝わる妖怪。子供の姿で座敷に住みつく）⇒

⑦ 酒呑童子（京都の大江山に住んでいたとされる鬼の頭領）⇒

⑧ 天狗（山伏の服装で赤ら顔、鼻が高く背中の翼で空を飛ぶ）⇒

⑨ 野箆坊（顔に目・鼻・口がない妖怪）⇒

⑩ 八岐大蛇（八つの頭と八本の尾を持った妖怪）⇒

⑪ 雪女（白装束を身にまとい、男に冷たい息を吹きかけて凍死させる女の妖怪）⇒

⑫ 轆轤首（外見は普通の人間だが、首だけが異常に伸びる妖怪）⇒

⑬ 垢嘗（風呂桶や風呂にたまったアカをなめる妖怪）⇒

⑭ 山姥（山の中に住む老女の妖怪。人を襲って食らうとされる）⇒

油すましという妖怪を知っていますか？　私の故郷・熊本の妖怪です。

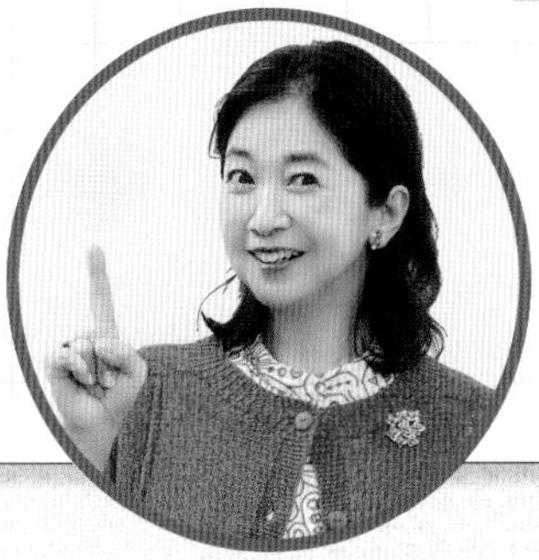

5 善・悪漢字クイズ

「善」または「悪」の漢字を含む言葉を集めました。□の中に善または悪の漢字を入れ、正しい言葉を完成させてください。両方とも含む言葉もあります。

①勧□懲□の物語を読んで胸がスッとした

②牛に引かれて□光寺参り

③大好きなタレントが親□大使に任命された

④人のことを□し様にいうのはよくない

⑤ビアス著『□魔の辞典』は傑作だ

⑥「裏金は必要□」というのは間違っている

⑦人生は□かれ□しかれこんなものだ

⑧彼は仕事がうまくいかず、虫の居所が□い

⑨小人閑居して不□をなす

⑩兄は表ではよい顔をしているが、実は偽□者だ

⑪□事千里を走る

⑫カゼを引いたせいか、□寒が止まらない

⑬『夫婦□哉』は大阪が舞台の小説だ

⑭□は急げ□は延べよ

6 二字熟語完成クイズ

二字熟語の漢字を、いくつかの部品に分け、同じ大きさにして並べ替えました。例にあるように、部品を組み合わせて二字熟語を完成させてください。

【例】一＋大＋日＋青⇒晴天

①欠＋石＋車＋更⇒□□

②門＋日＋寺＋日⇒□□

③未＋土＋口＋也⇒□□

④申＋糸＋又＋土＋ネ⇒□□

⑤タ＋山＋タ＋支⇒□□

⑥口＋分＋木＋貝
⇒□□

⑦王＋予＋求＋里
⇒□□

⑧口＋言＋田＋五＋各
⇒□□

7 ことわざ漢字クイズ

ヒントの中から□に当てはまる漢字を入れて、①～⑧のことわざを完成させてください。

①羊の皮をかぶった□

②□券にかかわる

③食□が動く

④人生七十 古来□なり

⑤所変われば□変わる

⑥瓢箪(ひょうたん)で□を押さえる

⑦権兵衛(ごんべえ)が種蒔(ま)きゃ□がほじくる

⑧先立つものは□

ヒント
烏 鯰 狼 金
稀 指 品 沽

問題②の読み方は「こけんにかかわる」です。「こけん」とは土地・山林・家屋などの売り渡しの証文。転じて、人の値打ちや体面やプライドのことを指すようになりました。

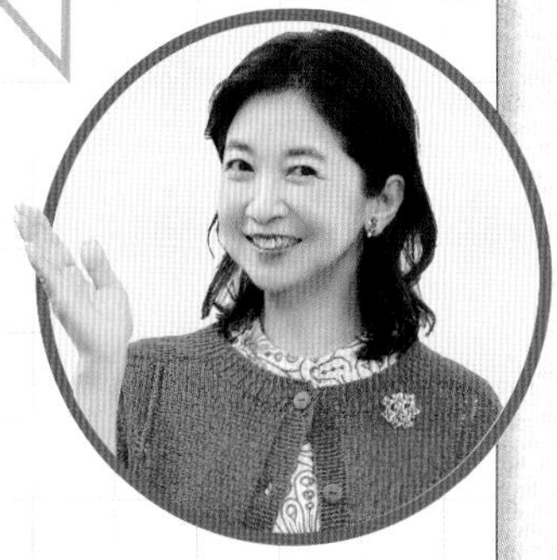

8 植物の漢字クイズ

植物の名前を表す漢字を集めました。当てはまる読み方をヒントの中から選んで答えてください。

① 車前草 ⇒ □　　⑤ 蓴菜 ⇒ □

② 花榈 ⇒ □　　⑥ 躑躅 ⇒ □

③ 金鳳花 ⇒ □　　⑦ 薯蕷 ⇒ □

④ 泊夫藍 ⇒ □　　⑧ 山毛欅 ⇒ □

ヒント　サフラン　オオバコ　ツツジ　ジュンサイ
ブナ　キンポウゲ　カリン　トロロ

9 動物の熟語・慣用句クイズ

□に入る動物の漢字をヒントから選んで、各問の熟語・慣用句を完成させてください。

① 一石二□

② □なで声

③ 眼鏡□

④ 塞翁が□

⑤ □視眈々

⑥ □親父

⑦ □に化かされる

⑧ □突猛進

問題④「塞翁」は「さいおう」と読み、北方のとりで（砦・塞）に住む老人（翁）という意味です。この慣用句の意味は「人生の吉凶禍福（かふく）は転変が激しく予測ができない」です。

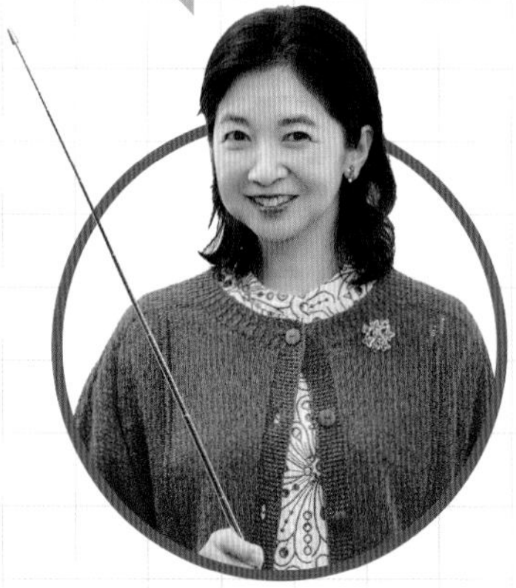

ヒント　猫　猪　狐　鳥
馬　虎　狸　猿

10 便のつく熟語クイズ

各問の文章の中には「便」の文字を含む二字熟語・三字熟語が使われています。各問、□に入る文字をヒントの中から選んで文章を完成させてください。

① □便局に行って切手を買う

② 近所のスーパーが閉店したので買い物が□便だ

③ 事を荒立てたくないので、□便に済ませたい

④ 忙しいので、□便な食事をとる

⑤ 海外の会社に注文した品物が□便で送られてきた

⑥ 嘘も□便

⑦ 便□に手紙を書く

⑧ 物価高とはいえ便□値上げはよくない

⑨ 我が家は駅前にあるので、通勤に便□だ

⑩ 運動不足が原因で便□になった

⑪ 封筒にAIR MAIL（エアメール）と書いてあれば、それは□空便だ

⑫ 便□のことを英語でハンドブックという

⑬ 平等にしなければならないので君にだけ便□は図れない

⑭ 小荷物を送るなら□配便がいい

ヒント

覧	船	利	箋	乗	郵	宜
秘	不	航	簡	宅	方	穏

漢字教養トリビアクイズ⑳ 解答

1 東海道五十三次クイズ

①品川宿、②箱根宿、③江尻宿、④鞠子宿、⑤島田宿、⑥赤坂宿、⑦宮宿、⑧桑名宿、⑨草津宿

2 ○○界クイズ

①角界、②法曹界、③社交界、④花柳界、⑤財界

3 読めるけど書けない漢字クイズ

①剃刀、②譴責、③頓智、④軋轢、⑤恍惚、⑥剥奪、⑦蹲踞、⑧誹謗

4 日本の妖怪クイズ

①あまのじゃく（あまんじゃく）、②いったんもめん、③うみぼうず、④からかさこぞう、⑤くだん、⑥ざしきわらし、⑦しゅてんどうじ、⑧てんぐ、⑨のっぺらぼう、⑩やまたのおろち、⑪ゆきおんな、⑫ろくろくび、⑬あかなめ、⑭やまんば

5 善・悪漢字クイズ

①勧善懲悪、②善光寺、③親善大使、④悪し様、⑤悪魔の辞典、⑥必要悪、⑦善かれ悪しかれ、⑧虫の居所が悪い、⑨小人閑居して不善をなす、⑩偽善者、⑪悪事千里、⑫悪寒、⑬夫婦善哉、⑭善は急げ 悪は延べよ

6 二字熟語完成クイズ

①硬軟、②時間、③地味、④神経、⑤多岐、⑥貧困、⑦野球、⑧略語

7 ことわざ漢字クイズ

①羊の皮をかぶった狼（おおかみ） 意味：親切そうに見えるが、内心ではよからぬことを考えている人

②沽券（こけん）にかかわる 意味：品位や体面にさしつかえること

③食指（しょくし）が動く 意味：物を欲しがったり、何かをしたくなったりすること

④人生七十 古来稀（まれ）なり 意味：七十歳まで生きる者は昔からごく少ないということ

⑤所変われば品（しな）変わる　意味：土地が違うと習慣や言語などもすべて違うということ

⑥瓢箪で鯰（なまず）を押さえる　意味：つかみどころがなく要領を得ないことのたとえ

⑦権兵衛が種蒔きゃ烏（からす）がほじくる　意味：人が懸命にやったことを後からぶち壊しにすること

⑧先立つものは金（かね）　意味：何をするに当たっても、金がなければ始まらないこと

8 植物の漢字クイズ

①オオバコ、②カリン、③キンポウゲ、④サフラン、⑤ジュンサイ、⑥ツツジ、⑦トロロ、⑧ブナ

9 動物の熟語・慣用句クイズ

①一石二鳥、②猫なで声、③眼鏡猿、④塞翁が馬、⑤虎視眈々、⑥狸親父、⑦狐に化かされる、⑧猪突猛進

10 便のつく熟語クイズ

①郵便局、②不便、③穏便、④簡便、⑤船便、⑥方便、⑦便箋、⑧便乗、⑨便利、⑩便秘、⑪航空便、⑫便覧、⑬便宜、⑭宅配便

お疲れ様でした。今回はいかがでしたか？

❼ことわざ漢字クイズで「古稀（こき）」という言葉のもとになったことわざ（問題④）を出題しました。古稀とは70歳を迎える方の長寿祝いのことです。

以前、あるインタビューで「70歳になったらやりたい役は？」とたずねられ、「戦うおばあちゃん！」と答えました。70歳まではまだまだ時間がありますが、チャレンジ精神を忘れずに過ごしていきたいですね。次回もよろしくお願いします！

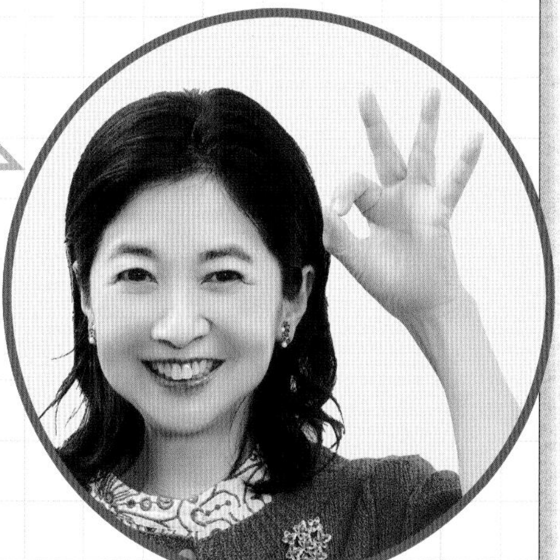

漢字パズルを毎日行えば
脳の司令塔「前頭前野」が活性化して記憶力や認知力もぐんぐん向上します

東北大学教授　川島隆太（かわしまりゅうた）

脳は20歳をピークにしだいに衰える

人間の脳は20歳をピークに、しだいに衰えていきます。脳が衰えると、物忘れやうっかりミスが増えたり、簡単な計算にとまどったりするなど、認知機能の低下が目立つようになります。

認知機能だけでなく、心にも大きな影響を及ぼします。やる気が出なくなり、何をするにも腰が重くなったら要注意。好奇心がなくなり、新しいことへの興味もわかず、ちょっとしたことでイライラするなど、感情のコントロールが困難になる人も少なくありません。

●脳の衰えチェックリスト

- □ 物を置いた場所がわからなくなることがある
- □ 最近の出来事や会話などを思い出せないことがある
- □ 今日が何月何日かわからないことがある
- □ 会話中に言おうとしている言葉が思い出せないことがある
- □ 以前に言ったことを忘れて同じ話を同じ人に言ってしまうことがある
- □ お金の計算や旅行の計画などが困難なことがある
- □ 家事をするのに時間がかかるようになった
- □ すべての物事が面倒に感じる

正常 → 軽度認知障害（MCI） → 認知症

※1個でも当てはまればMCIの恐れあり。

脳の衰えは多くの弊害をもたらします。中でも、みなさんが最も心配なのが認知症ではないでしょうか。認知症とは、さまざまな原因によって認知機能が低下し、日常生活に支障が出てくる状態をいいます。

認知症は、さまざまな原因で脳の細胞が死んだり、働きが悪くなったりして起こります。物忘れに始まり、判断力、感情の表現、時間の管理などが徐々に難しくなり、自分のまわりの現実をどんどん認識できなくなっていきます。

2021年６月、FDA（米国食品医薬品局）は、認知症の新薬を承認し、注目を集めました。これは、脳神経が変性して脳の一部が萎縮（いしゅく）していく過程で起こるアルツハイマー型認知症の新治療薬です。

認知症の中で最も多いのがアルツハイマー型認知症であることから、この新薬はとても期待されています。

認知症予備群の段階なら脳の衰えは食い止められる

もっとも、認知症は、ある日突然に発症するわけではなく、その前段階にあるのがMCI（Mild Cognitive Impairment＝軽度認知障害）と呼ばれる状態です。

MCIは、脳が健常な状態と認知症の中間に

脳の神経細胞の働き

脳全体にはおよそ1000億個の神経細胞があるといわれる。神経細胞には２種類のヒゲ（樹状突起と軸索）があり、別の神経細胞とつながりあって、複雑なネットワークを作っている。

数字や文字を使った問題に取り組むことで、脳の司令塔である「前頭前野」の体積が増えることが確かめられている。脳の神経細胞の活動を支える栄養分の量が増え、神経細胞間で情報を送り合う神経線維が長くなったり、枝分かれが増えたりして、より働きやすい脳に変化する。

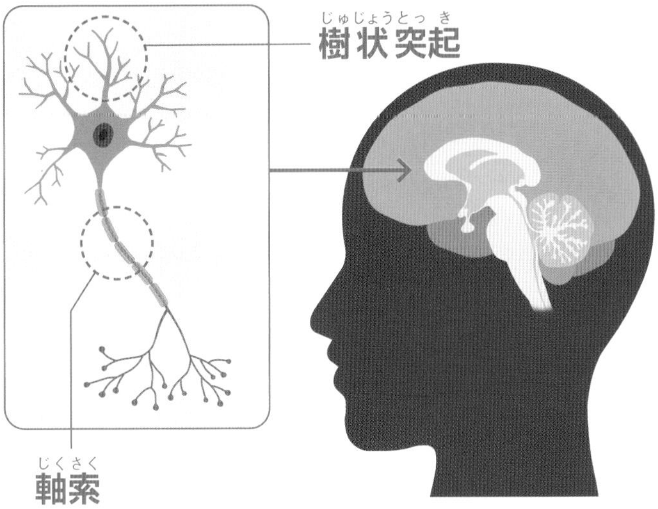

ある段階です。同じ質問や会話をくり返すなどの記憶障害はありますが、日常生活に支障をきたすことはありません。

ところが、MCIを放置すると、平均で１年間当たり10〜15％の人が認知症に移行すると報告されています。そのため、MCIは「認知症予備群」とも呼ばれています。

MCIの段階であれば、脳の衰えを食い止めることができ、認知症を防ぐことも可能です。それには漢字や言葉、計算などの問題を毎日くり返し行うことが有効であるとわかってきました。

人間が生きていくうえで高度な役割を果たしているのが、脳の前頭葉にある前頭前野です。MCIなど脳の衰えは、すなわち「脳の司令塔」である前頭前野の衰えを意味しています。

前頭前野が活性化し体積も増えてくる

これまでの研究から、前頭前野は記憶力や考える力、行動や感情の抑制、人とのコミュニケーション力など、高度な役割を果たしていることが明らかになっています。まさに、人間が人間らしく育つためには、前頭前野は欠かせない存在です。

実は、数字や文字の簡単な問題に取り組むと、脳の血流が盛んになり、前頭前野が活性化することが確かめられています。そして、問題をできるだけ速く解きつづけていくことによって、前頭前野は鍛えられ、体積を増やすこともできます。

前頭前野の体積が増えるというのは、脳の神経細胞の活動を支える栄養分の量が増えることを意味します。それによって、神経細胞間で情報を送り合う神経線維が長くなったり、枝分かれが増えたりして、前頭前野がより働きやすくなるのです。

その結果、計算力や記憶力などが高まりますが、それだけではありません。

例えば、感情を上手にコントロールできるようになります。高齢になるとキレやすくなるといわれますが、突発的な感情を抑えることができ、無性にイライラすることも減ってきます。

また、注意力や判断力、空間の認知能力も向上します。ものの見分けや話の聞き分けができるようになり、あまり道に迷わず、目的地にたどり着けるようにもなります。

そのほか、新しいことへの興味や意欲もわくようになってきます。毎日の生活が楽しくなり、充実感も高まるのです。

本書のドリルの実践で
脳の血流が高まり認知機能を支配する前頭前野が活性化するとわかりました

前頭葉の前頭前野は「脳の司令塔」

人間の脳は大きく、「前頭葉」「頭頂葉」「側頭葉」「後頭葉」の４つに分けられます。その中で、最も重要な働きをしているのが、前頭葉にある「前頭前野」という部分です。前頭前野は、額のすぐ後ろに位置しています。

前頭前野は記憶や計算、思考、判断、学習など、高度な認知機能を担っています。そのほか、意欲や感情のコントロール、人とのコミュニケーション力なども担当。いわば、人間が人間らしく生きるための「脳の司令塔」といっても過言ではありません。

しかし、20代以降は前頭前野の働きが低下していきます。前頭前野が衰えると、記憶力や理解力、考える力がしだいに弱まっていきます。加齢とともに、物忘れなどが増えてくるのは、ある意味、自然の摂理です。しかし、いつまでも人間らしく生活するためには、前頭前野の衰えを防ぎ、活性化することが大きなカギを握っています。

前頭前野の衰えは加齢も影響しますが、「使わない」というのも大きな原因です。

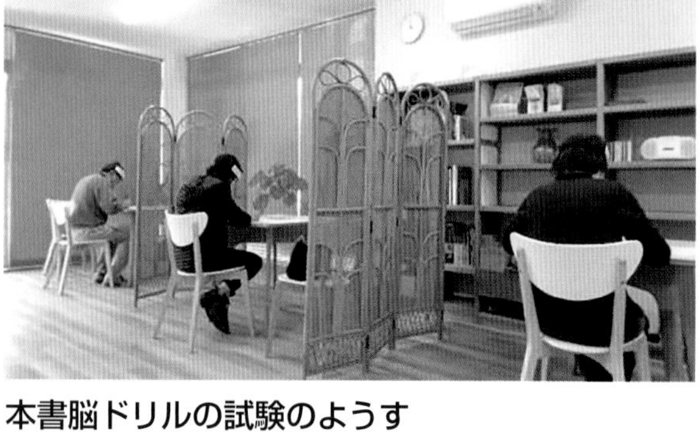

本書脳ドリルの試験のようす

脳の前頭前野は、体と同じで日常的に使って鍛えていけば、活性化して本来の機能を取り戻そうとします。

どんなときに前頭前野が活性化するのかというと、簡単な数字や文字の脳ドリルを解いているときです。難しい問題を解くほうが活性化しやすいと思われがちですが、実際はやさしい問題をできるだけ速く解くほうが、前頭前野は活性化します。

簡単な脳ドリルで前頭前野が活性化した

それを調べるために、私たちは「NIRS（ニルス）」（近赤外分光分析法）という機器を使って、試験を行いました。

NIRSは、太陽光にも含まれる光を使って前頭前野の血流を測定できる機器です。脳ドリルを解いているときに前頭前野の血流が増えていれば、活性化していることを意味します。逆に血流が変わらなければ、活性化していないことになります。

試験は2020年12月、新型コロナウイルスの感染対策を万全に施し、安全性を確保したうえで実施しました。対象者は60～70代の男女40人。全員、脳の状態は健康で脳の病気の既往症はありません。試験で使用したのは「漢字」「計算」「言葉」「論理」「知識」「記憶」「変わり系」の７系統、計33種類の脳ドリルです。

脳ドリルは、どれも楽しく解けるものばかりです。例えば、「漢字系」の「漢字熟語しりとり」（30～31㌻、60～61㌻）は、問題の漢字を使って熟語を作り、前後が同じ漢字に

トポグラフィ画像（脳血流測定）

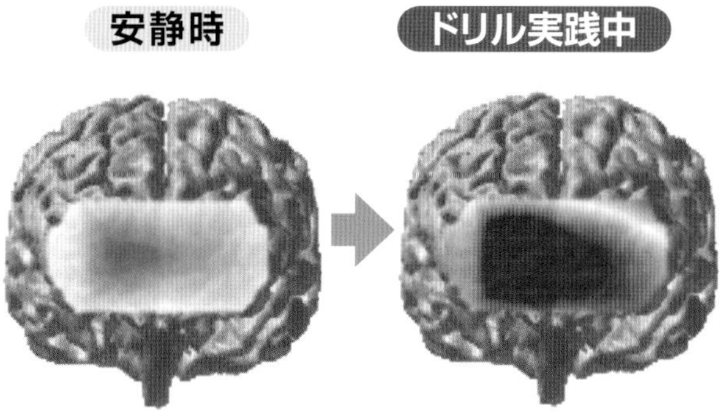

ドリルを実践する前の前頭前野の血流

赤い部分は脳の血流を表している。ドリルの試験中に血流が向上した

言葉パズル系ドリルの脳活動

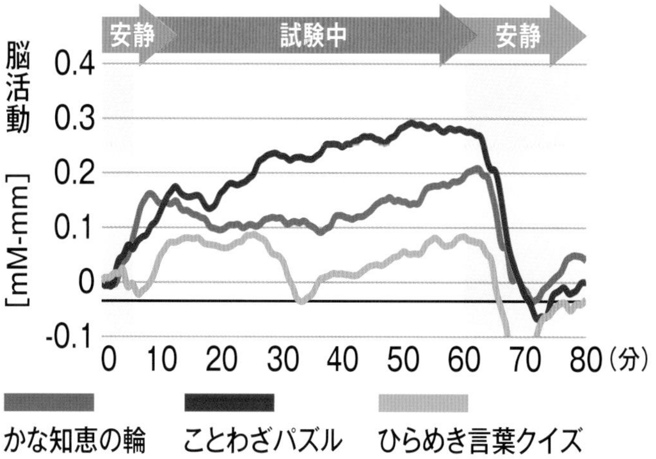

出典：言葉パズル系脳ドリルの脳活動
「脳血流量を活用した脳トレドリルの評価」より

なる熟語をしりとりのように並べる脳トレです。

同じく、「漢字系」の「二字熟語クロス」（52〜53㌻、82〜83㌻）は、ヒントにある漢字1字を各問の中央のマスに入れ、二字熟語を4つ作る脳トレです。思考力や想像力、語彙力を向上させる効果が期待できます。

参加者の方々は制限時間を意識しながらも、楽しく解いていました。楽しく解くことで、前頭前野が活性化します。脳は正直なもので、難しい問題で頭を悩ませても、活性化してくれないのです。

脳ドリルはより速く解いていくことが肝心

試験では、全33種類の脳ドリルを分担し、1人当たり15種類の問題を解いていただきました。その結果、33種類の脳ドリルすべてが、安静時と比較して、前頭前野の血流を増加させたことがわかりました。そのうち27種類では、顕著に血流が増加。脳ドリルで前頭前野が活性化し、認知機能が向上することが証明されたのです。

本書には、試験で検証したものと同種の脳ドリルの中から、漢字系のパズル問題を厳選して収録しています。

実際に取り組むさいは、間違えることを気にせず、制限時間内にできるだけ速く解くことを心がけてください。正解にこだわり、じっくり考えて答えていっても、前頭前野を鍛えるトレーニングにはなりません。確実に正解を導き出すよりも、素早く解いていくほうが、前頭前野は働きやすくなるのです。

その結果、頭の回転は速くなり、脳の作業領域が大きくなることで、記憶できる量も増えていきます。毎日少しずつ脳のトレーニングを行っていけば、前頭前野は活性化し、計算力や記憶力は高まっていきます。

また、注意力や判断力が向上したり、新しいことへの意欲や興味がわいてきたりします。脳ドリルの実践によって、脳が元気になり、日常生活の質も向上していきます。

ドリル種類別の脳活動

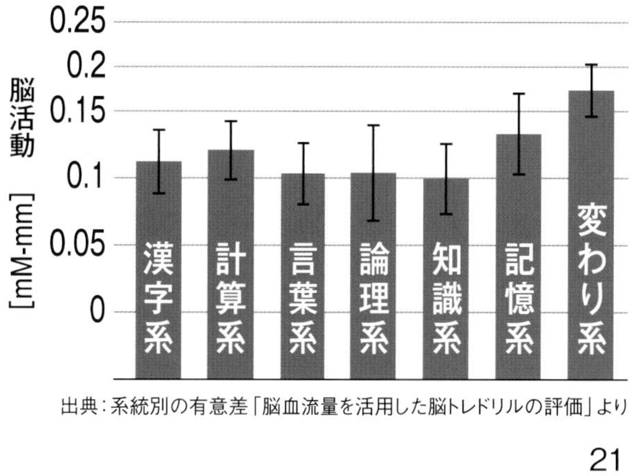

出典：系統別の有意差「脳血流量を活用した脳トレドリルの評価」より

毎日脳活 スペシャル 漢字脳活ひらめきパズルの効果を高めるポイント

ポイント1 毎日続けることが大切

「継続は力なり」という言葉がありますが、漢字パズルは毎日実践することで、脳が活性化していきます。２～３日に１度など、たまにやる程度では効果は現れません。また、続けていても途中でやめると、せっかく若返った脳がもとに戻ってしまいます。毎日の日課として、習慣化するのが、脳を元気にするコツだと心得てください。

ポイント2 １日2ページ、朝食後の午前中に

１日のうちで脳が最も働くのが午前中です。できるかぎり、午前中に取り組みましょう。一度に多くの漢字ドリルをやる必要はなく、１日２㌻でOK。短い時間で集中して全力を出し切ることで、脳の機能は向上していくのです。また、空腹の状態では、脳はエネルギー不足。朝ご飯をしっかり食べてから行いましょう。

ポイント3 できるかぎり静かな環境で

静かな環境で取り組むことがポイントです。集中しやすく、脳の働きもよくなります。テレビを見ながらや、ラジオや音楽を聴きながらやっても、集中できずに脳を鍛えられないことがわかっています。周囲が騒がしくて気が散る場合は、耳栓を使うといいでしょう。

ポイント4 制限時間を設けるなど目標を決めて取り組む

目標を決めると、やる気が出てきます。本書では、年代別に制限時間を設けていますが、それより少し短いタイムを目標にするのもいいでしょう。解く速度を落とさずに、正解率を高めていくのもおすすめです。１ヵ月間連続して実践するのも、立派な目標です。目標を達成したら、自分にご褒美をあげると、さらに意欲も出てきます。

ポイント5 家族や友人といっしょに実践する

家族や友人といっしょに取り組むのもおすすめです。競争するなどゲーム感覚で実践すると、さらに楽しくなるはずです。何よりも、「脳を鍛える」という同じ目的を持つ仲間と実践することは、とてもやりがいがあります。漢字ドリルの後、お茶でも飲みながらコミュニケーションを取ることも、脳の若返りに役立つはずです。

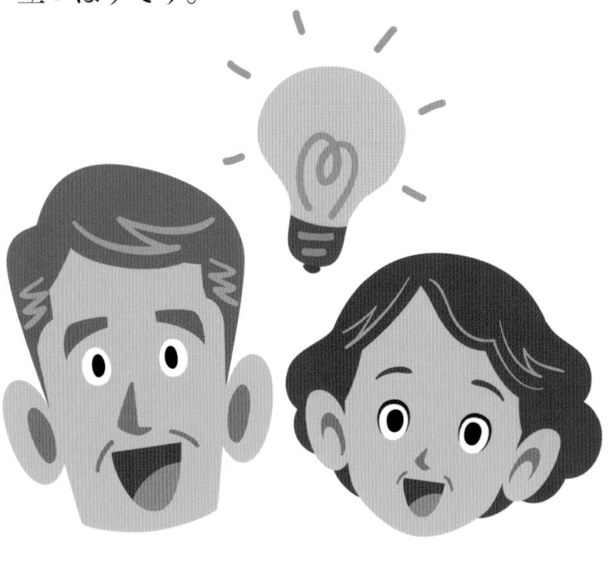

とにかく楽しい厳選問題！

大人気脳トレ「漢字パズル」15

記憶力・認知力アップ

問題を手がかりに一時的に覚える「短期記憶」と子供のころに習った漢字など「思い出す力」を鍛えます。

3・18日目 **並べ替えW熟語探し**
6・21日目 **漢字つなぎ二字熟語**
10・25日目 **漢字ピックアップ**
14・29日目 **体の部位当てドリル**

並べ替えW熟語探し

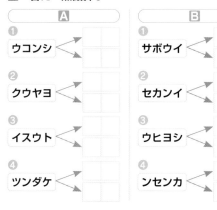

A	B
① ウコンシ	① サボウイ
② クウヤヨ	② セカンイ
③ イスウト	③ ウヒヨシ
④ ツンダケ	④ ンセンカ

注意力・集中力アップ

指示どおりの文字を探したり、浮かび上がった図形から文字を読み取ったりするなど、注意力・集中力が磨かれます。

2・17日目 **漢字格言探し**
9・24日目 **二字熟語足し算**
11・26日目 **数字つなぎ三字熟語**

二字熟語足し算

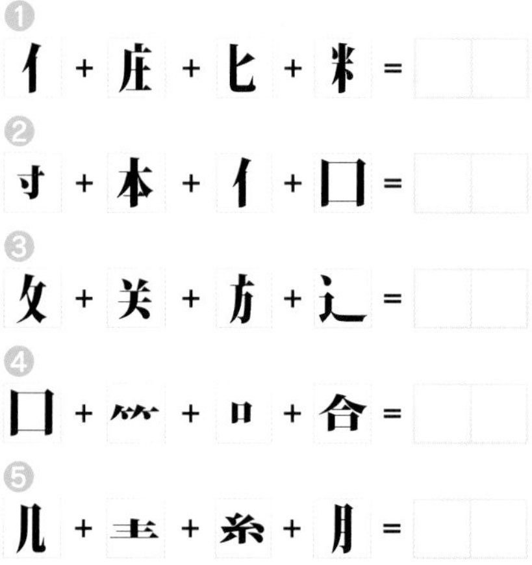

直感力アップ

知識や経験を総動員して、素早く決断を下したり行動に移したりする力が身につきます。

5・20日目 **漢字ジグソー**
7・22日目 **同音異義語見分け**
13・28日目 **漢字連想クイズ**

漢字ジグソー

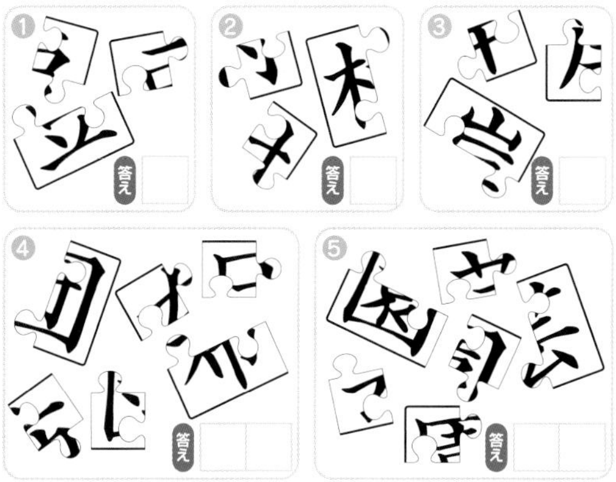

思考力・想起力アップ

論理的に考える問題や推理しながら答えを導く問題で、考える力を磨き、頭の回転力アップが期待できます。

1・16日目 **熟語知恵の輪**
4・19日目 **漢字熟語しりとり**
8・23日目 **熟語ピタリパズル**
12・27日目 **つなぎ言葉クロス**
15・30日目 **二字熟語クロス**

つなぎ言葉クロス

① ヒント 漢字2字
卒業　カバン
家族　会社

② ヒント 漢字1字
遠山　前線
八重　吹雪

⑥ ヒント 漢字1字
気化　気球
プール　視線

⑦ ヒント カタカナ4字
タータン　ポイント
ボディ　アウト

1日目 熟語知恵の輪

実践日

月　日

難易度③★★★☆☆

各問、文字の大きさや、向きを変化させた漢字４つが、バラバラに提示されています。その４つの漢字をそれぞれ１回ずつすべて使って、日常的によく使われる二字熟語を２つ作ってください。答えは順不同です。

①

答え

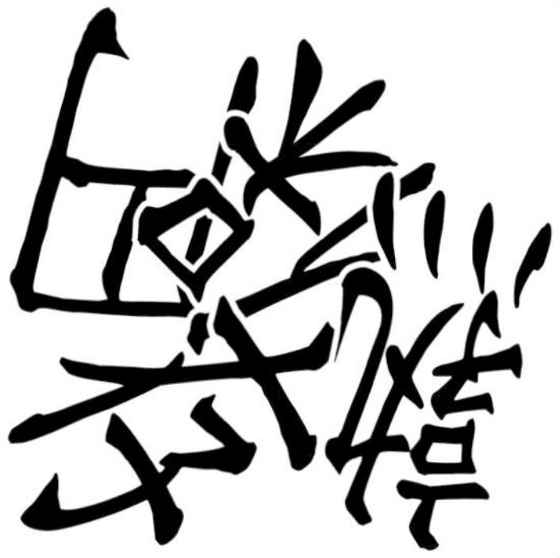

②

答え

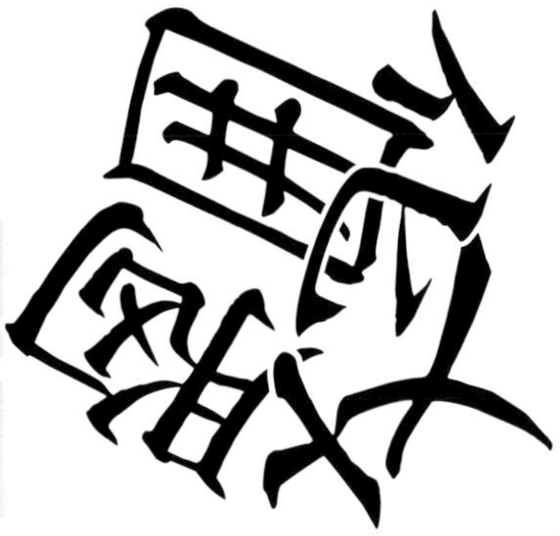

③

答え

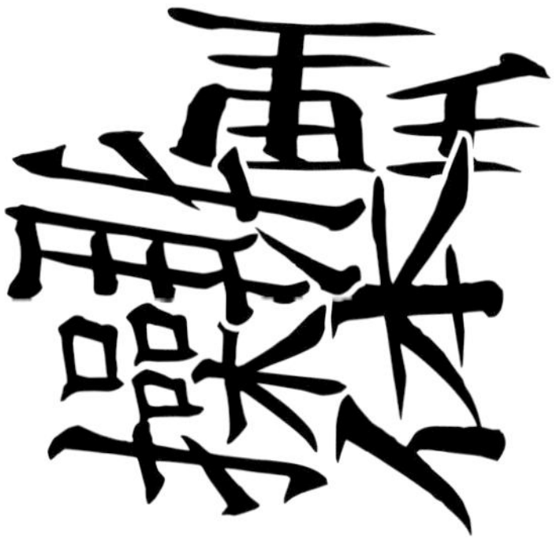

④

答え

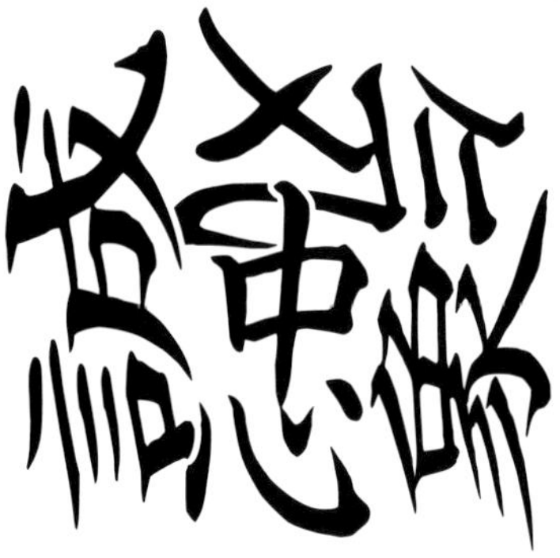

⑤

答え

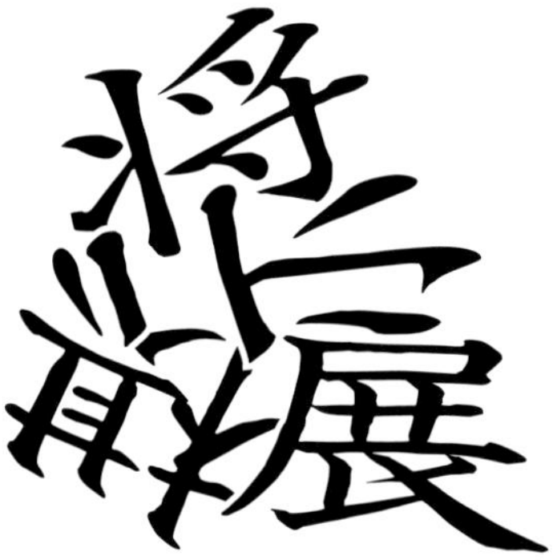

⑥

答え

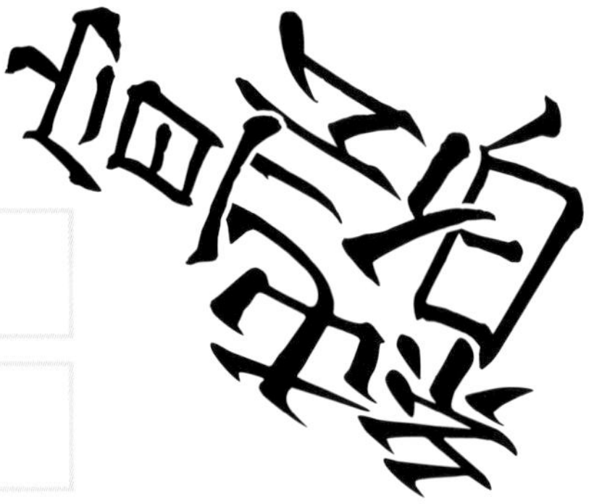

⑦

答え

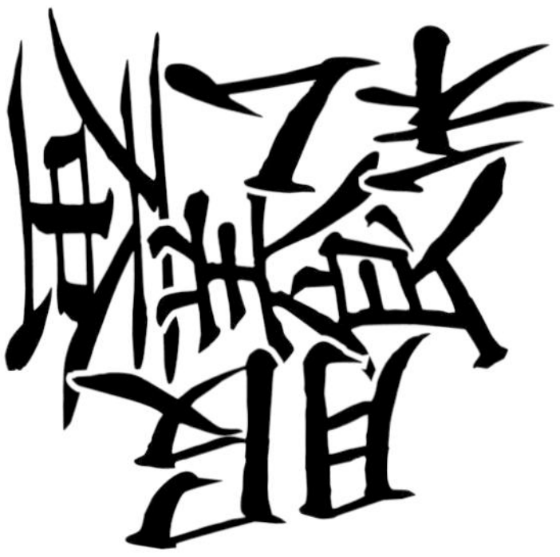

⑧

答え

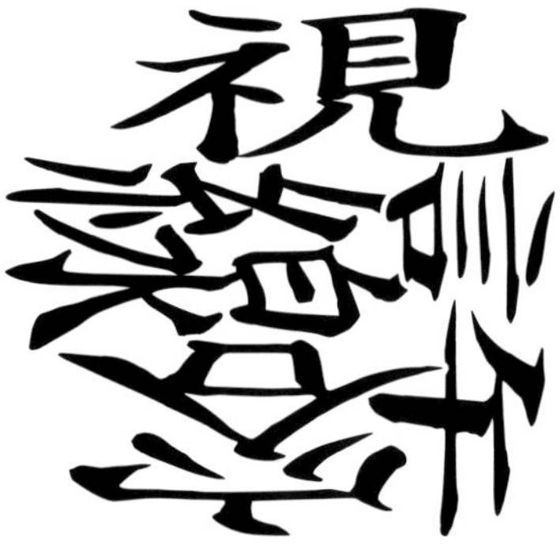

解答　❶保存・円熟、❷胸囲・文化、❸推理・体操、❹気象・忠誠（誠忠もOK）、❺将棋・展示、❻宣伝・純白、❼表裏・私服、❽視線・許容

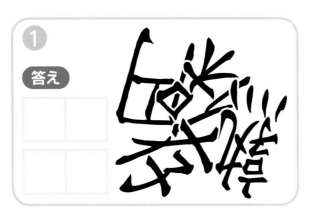

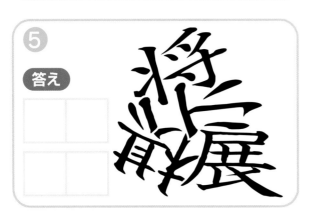

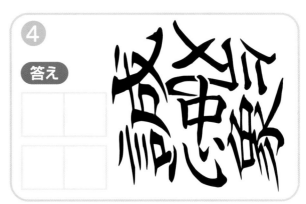

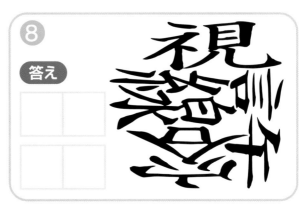

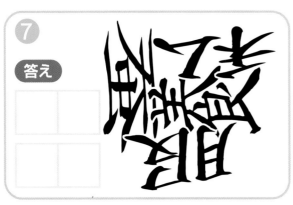

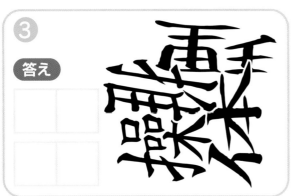

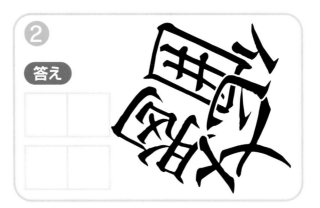

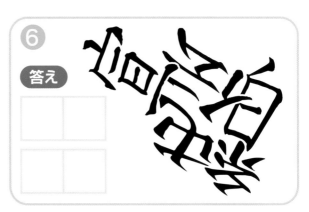

脳活ポイント

想起力と識別力を磨く

４つの漢字が、あたかも知恵の輪のように組み合わさっているので、それを解きほぐす識別力と、新たに組み合わせて二字熟語を考える想起力や発想力が同時に鍛えられます。

目標時間

50代まで	60代	70代以上
15分	20分	25分

正答数　／16問　かかった時間　分

⑨

答え

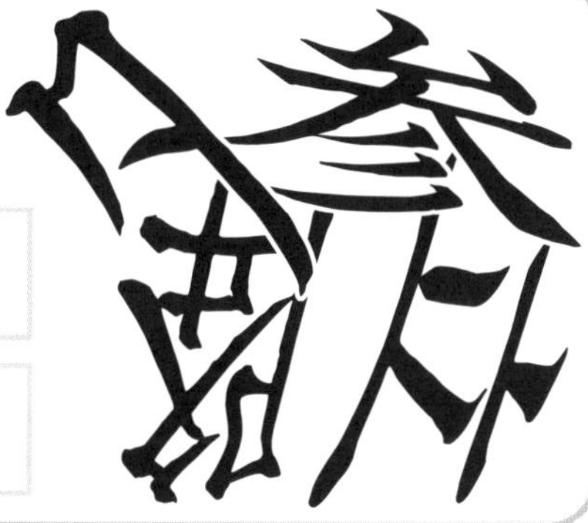

⑩

答え

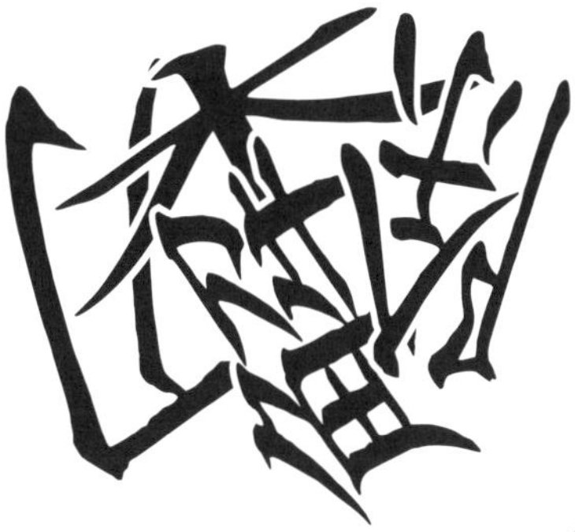

⑪

答え

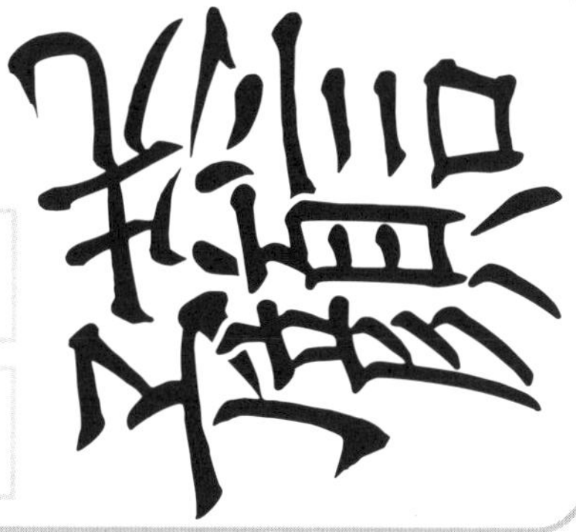

⑫

答え

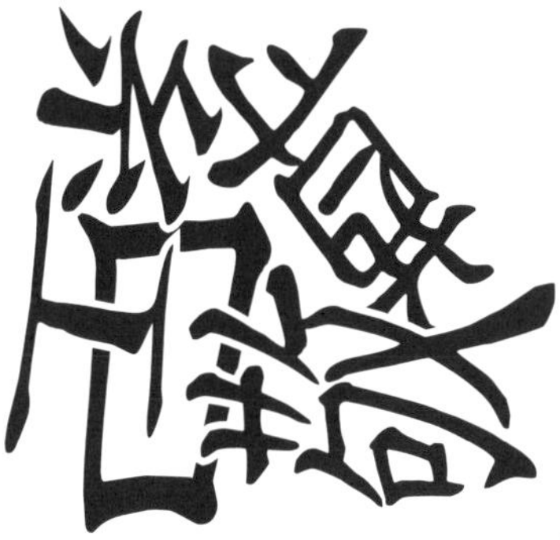

⑬

答え

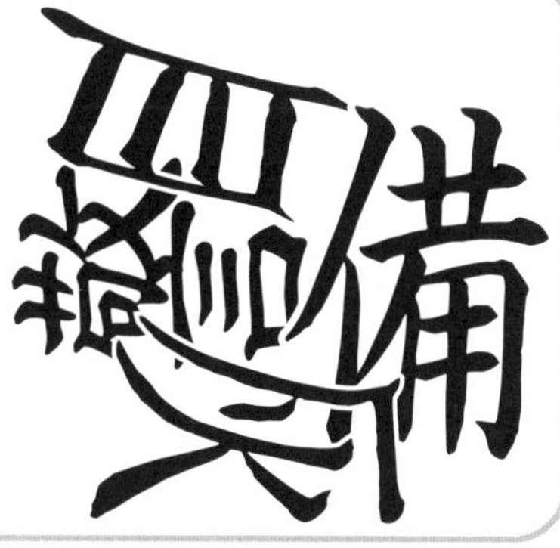

⑭

答え

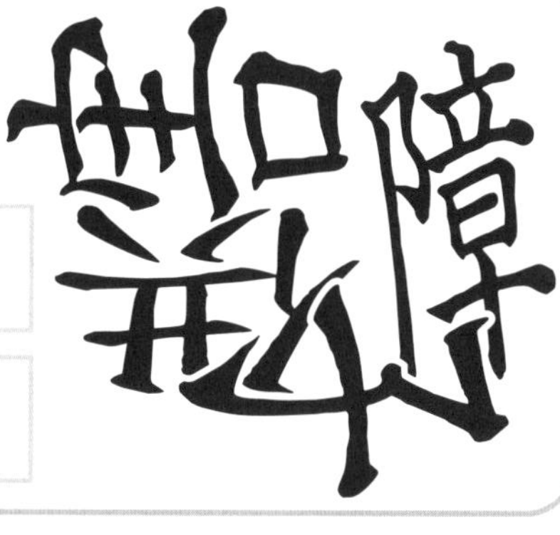

⑮

答え

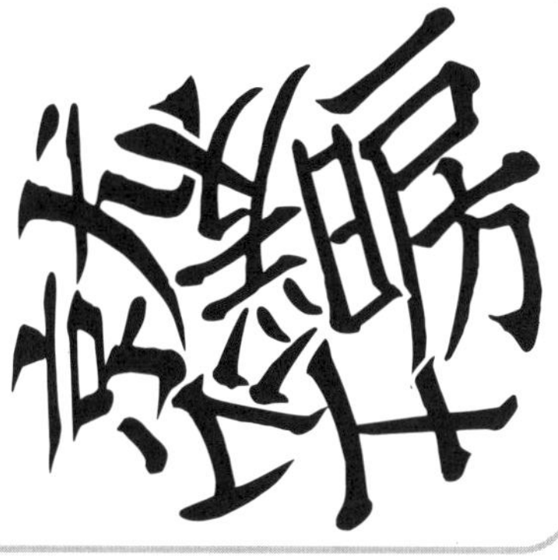

⑯

答え

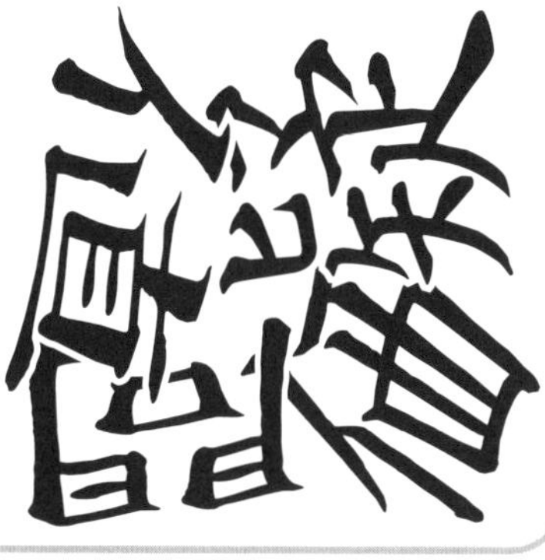

解答　⑨夕立・降参、⑩木刀・解除、⑪予言・洗顔、⑫口紅・尊敬、⑬灰皿・警備、⑭子供・障害、⑮去就・暖房、⑯価値・疑問

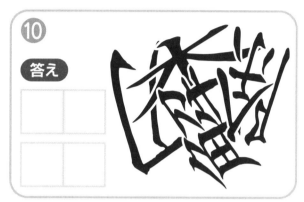

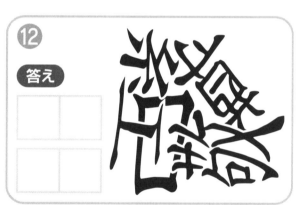

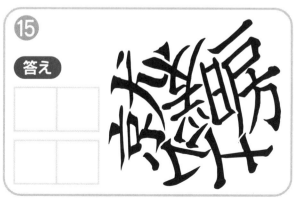

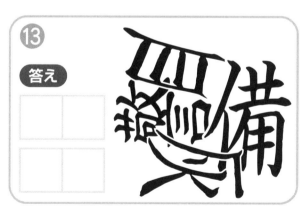

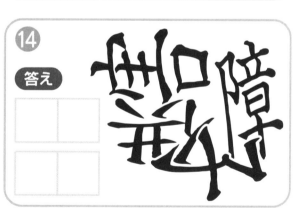

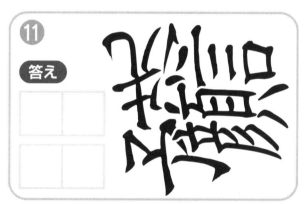

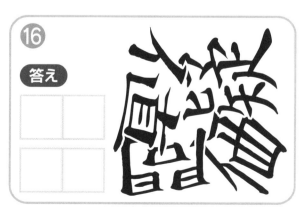

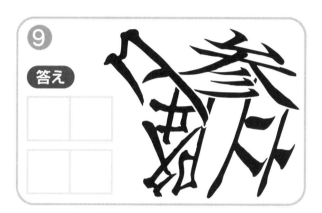

2日目 漢字格言探し

実践日

月　日

難易度3★★★☆☆

各問、格言や慣用句、ことわざが並んでいます。空欄の□に当てはまる正しい漢字１字をヒントの２字から選んで書いてください。意味などが思い出せないときは、辞書で調べてみましょう。

1 天高く馬肥ゆる□　ヒント 夏 秋

2 鬼に□棒　ヒント 棍 金

3 柔よく□を制す　ヒント 豪 剛

4 亀の□より年の劫　ヒント 巧 甲

5 転ばぬ□の杖　ヒント 前 先

6 生き馬の□を抜く　ヒント 目 鼻

7 年□りの冷や水　ヒント 寄 取

8 二兎追う者は一□も得ず　ヒント 匹 兎

9 □薬は口に苦し　ヒント 良 生

10 目は心の□　ヒント 顔 鏡

11 一敗□に塗れる　ヒント 土 地

12 禍福(かふく)は糾える□の如し　ヒント 紐 縄

13 武士は食わねど□楊枝　ヒント 高 爪

14 口では大阪の□も建つ　ヒント 城 蔵

15 一富士 二鷹 三茄□　ヒント 須 子

16 人間万事塞翁が□　ヒント 馬 牛

解答 1秋、2金、3剛、4甲、5先、6目、7寄、8兎、9良、10鏡、11地、12縄、13高、14城、15子、16馬

脳活ポイント

注意力や想起力を育む

漢字を選ぶ注意力・識別力や、正確な格言・慣用句・ことわざを思い出す想起力が鍛えられると考えられます。なお、知らない格言や慣用句があったら辞書で調べると語彙も増えます。

目標時間

50代まで	60代	70代以上
10分	15分	20分

正答数　／32問

かかった時間　分

⑰ 蛇の□は蛇　ヒント 穴 道

⑱ 一寸の虫にも□分の魂　ヒント 五 十

⑲ □栗三年柿八年　ヒント 梅 桃

⑳ □げ膳据え膳　ヒント 上 揚

㉑ □は日向を行け冬は日陰を行け　ヒント 春 夏

㉒ 万□休す　ヒント 時 事

㉓ 青□に塩　ヒント 菜 草

㉔ □報は寝て待て　ヒント 佳 果

㉕ 老いては□に従え　ヒント 心 子

㉖ 牛に引かれて善光寺□り　ヒント 巡 参

㉗ 英雄□を好む　ヒント 金 色

㉘ □のないところに煙は立たぬ　ヒント 非 火

㉙ その□を知らざれば、その友を見よ　ヒント 顔 人

㉚ 能ある□は爪を隠す　ヒント 鷲 鷹

㉛ 据え膳くわぬは□の恥　ヒント 男 親

㉜ 喉□過ぎれば熱さ忘れる　ヒント 元 下

解答　⑰道、⑱五、⑲桃、⑳上、㉑夏、㉒事、㉓菜、㉔果、㉕子、㉖参、㉗色、㉘火、㉙人、㉚鷹、㉛男、㉜元

3日目 並べ替えW熟語探し

実践日

月　日

難易度③★★★☆☆

各問のカタカナを使って2種類の二字熟語の読み仮名を作り、リスト内の漢字でその2つの二字熟語を作ってください。問題はA～Dに分かれています。小文字と大文字の区別はありません。答えは順不同です。

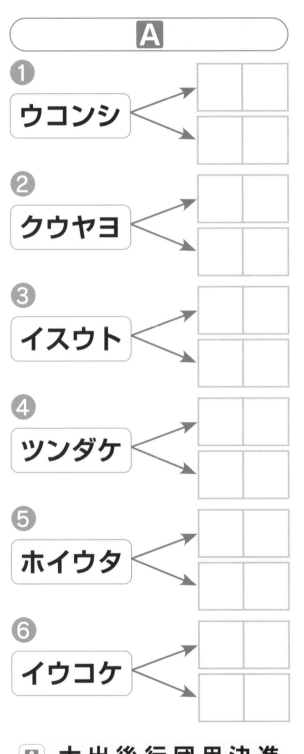

A

① ウコンシ

② クウヤヨ

③ イスウト

④ ツンダケ

⑤ ホイウタ

⑥ イウコケ

Aのリスト

大出後行団用決進
薬要信包約結納向
帯傾仰砲酔継断陶

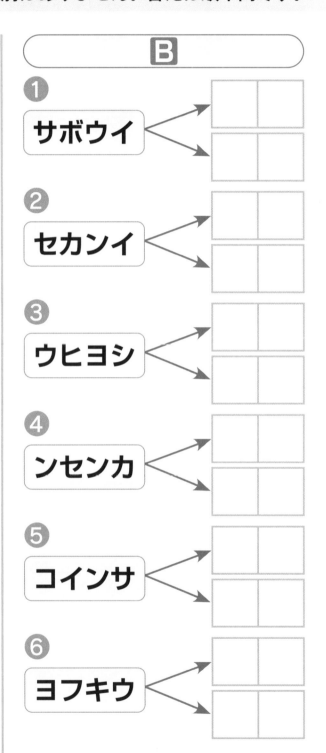

B

① サボウイ

② セカンイ

③ ウヒヨシ

④ ンセンカ

⑤ コインサ

⑥ ヨフキウ

Bのリスト

根再細海回不災消
表染菜防胞費恐況
鮮紙婚戦怖感艦旋

解答 A ①行進・信仰、②要約・薬用、③出納・陶酔、④決断・団結、⑤包帯・大砲、⑥後継・傾向
B ①防災・細胞、②海鮮・旋回、③消費・表紙、④戦艦・感染、⑤根菜・再婚、⑥不況・恐怖

脳活ポイント

認知力や思考力を磨く!

2種類の異なる熟語を作るさい、脳の言語中枢が刺激され、語彙力や注意力、認知力のアップが期待できます。また、思考力や判断力を鍛える訓練にもなると考えられます。

目標時間

50代まで	60代	70代以上
20分	25分	30分

正答数 ／24問　かかった時間 分

C

1 ビイセ
2 カヨウン
3 ウソンゼ
4 ウホコウ
5 ギジウヨ
6 ジヒヨウ

Cのリスト
声方洋示前広向定
非表美規館常容奏
然寛業事備騒報整

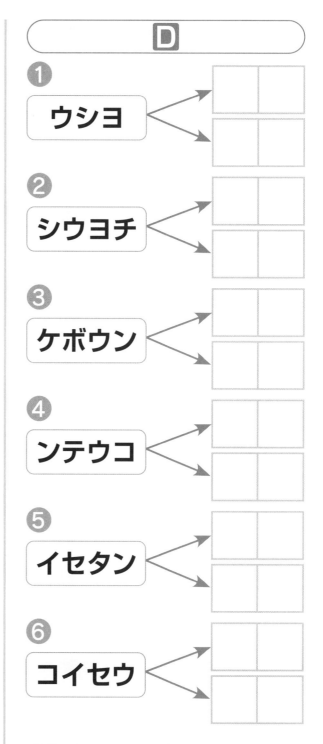

D

1 ウシヨ
2 シウヨチ
3 ケボウン
4 ンテウコ
5 イセタン
6 コイセウ

Dのリスト
子天正長恒市用対
好使容成転調姿候
冒功忘星戦端健険

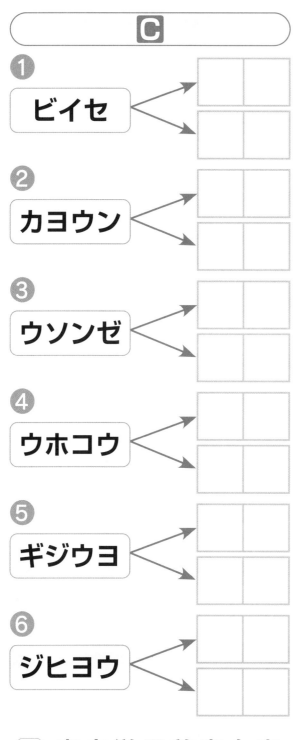

解答
C ①美声・整備、②洋館・寛容、③騒然・前奏、④広報・方向、⑤事業・定規、⑥表示・非常
D ①使用・容姿、②調子・市長、③冒険・健忘、④天候・好転、⑤対戦・端正、⑥恒星・成功

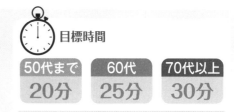

4日目 漢字熟語しりとり

実践日

月　　日

難易度 4 ★★★★☆

７つの漢字を使い、二字熟語をしりとりで作ります。できた二字熟語の右側の漢字が、次の二字熟語の左側の漢字になります。答えの最初と最後の漢字は１度しか使いません。うまくつながるように埋めてください。

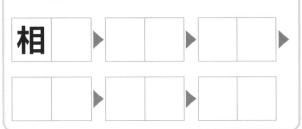

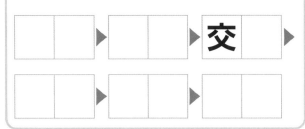

❶ 観 殺 達 相 景 光 到

相					

❷ 航 科 譲 目 海 渡 外

譲					

❸ 面 本 弓 影 矢 絵 命

弓					

❹ 説 能 品 法 粗 性 力

粗					

❺ 気 両 膳 交 親 配 換

				交	

❻ 片 選 紙 弁 隅 当 手

				選	

❼ 白 聖 肌 空 神 鳥 夜

				夜	

❽ 線 興 起 一 奮 路 伏

				奮	

解答
❶相殺→殺到→到達→達観→観光→光景、❷譲渡→渡航→航海→海外→外科→科目、
❸弓矢→矢面→面影→影絵→絵本→本命、❹粗品→品性→性能→能力→力説→説法、
❺両親→親交→交換→換気→気配→配膳、❻弁当→当選→選手→手紙→紙片→片隅、
❼神聖→聖夜→夜空→空白→白鳥→鳥肌、❽一興→興奮→奮起→起伏→伏線→線路

脳活ポイント

言語中枢を一段と磨く!

熟語をしりとりのようにつなげて並べることで、言語中枢である側頭葉を活性化させる効果が期待できます。また、想起力と洞察力、情報処理力も大いに鍛えられます。

目標時間

50代まで	60代	70代以上
30分	45分	60分

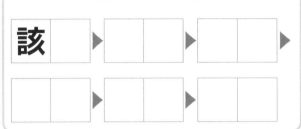

正答数 ／16問　かかった時間 分

⑨ 楽当代観該時行

該					

⑬ 直覚承垂悟伝知

				伝	

⑩ 体干調歌若物和

若					

⑭ 着克錠服手装剤

				装	

⑪ 架似抱担空辛負

辛					

⑮ 併計歩推設進合

				歩	

⑫ 採午途討用端伐

討					

⑯ 原運索点開河検

				河	

解答

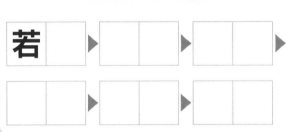

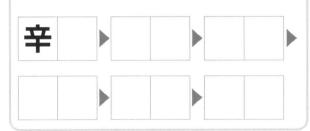

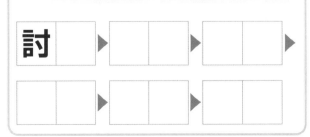

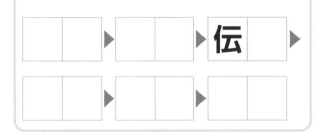

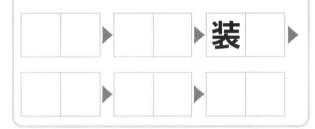

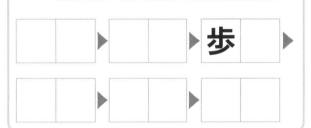

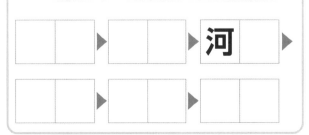

⑨該当→当時→時代→代行→行楽→楽観、⑩若干→干物→物体→体調→調和→和歌、
⑪辛抱→抱負→負担→担架→架空→空似、⑫討伐→伐採→採用→用途→途端→端午、
⑬垂直→直伝→伝承→承知→知覚→覚悟、⑭克服→服装→装着→着手→手錠→錠剤、
⑮推進→進歩→歩合→合併→併設→設計、⑯開運→運河→河原→原点→点検→検索

5 日目 漢字ジグソー

実践日

月　　日

難易度 4 ★★★★☆

１つの漢字を３つのピースに分けています。それぞれ組み合わせ、❶〜❸・❽〜❿は漢字１字、❹・❺・⓫・⓬は二字熟語、❻・❼・⓭・⓮は三字熟語で答えてください。ピースの外枠は太線で示されています。

❶
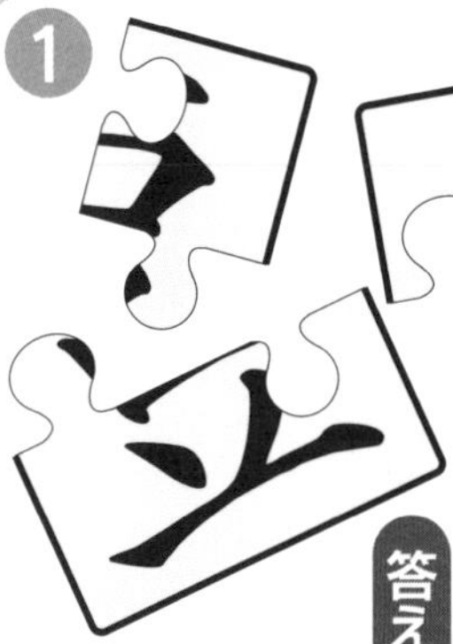
答え

❷
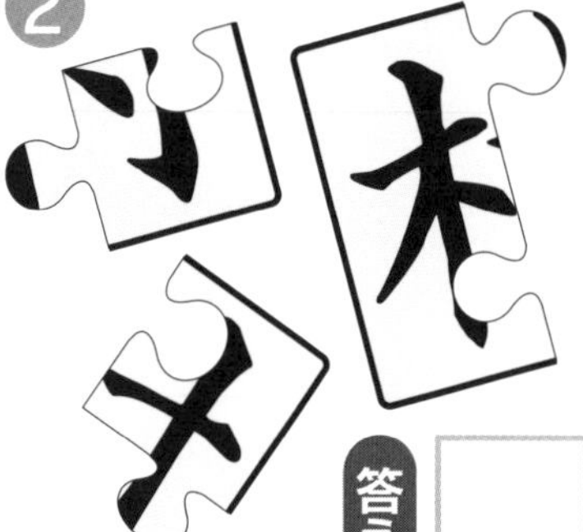
答え

❸
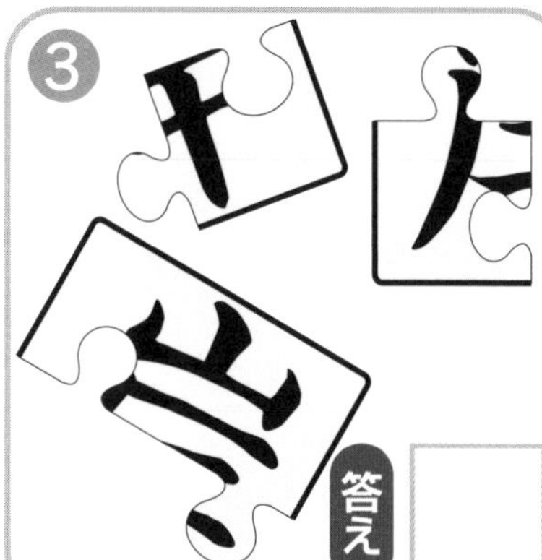
答え

❹
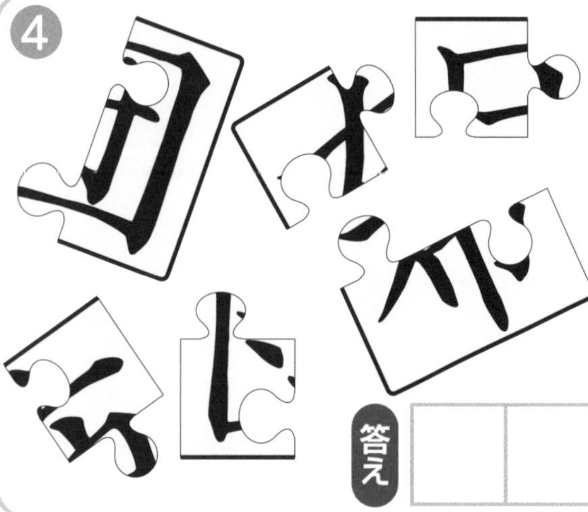
答え

❺
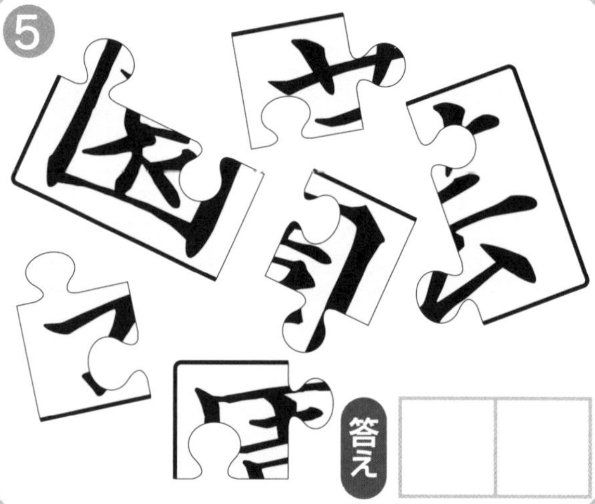
答え

❻
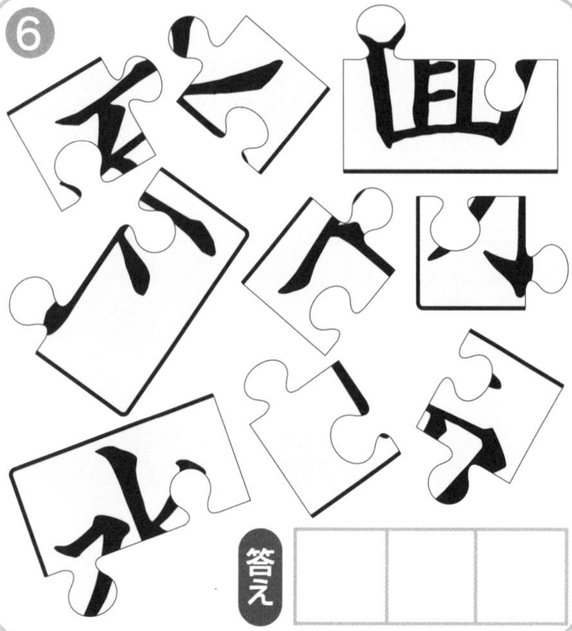
答え

❼
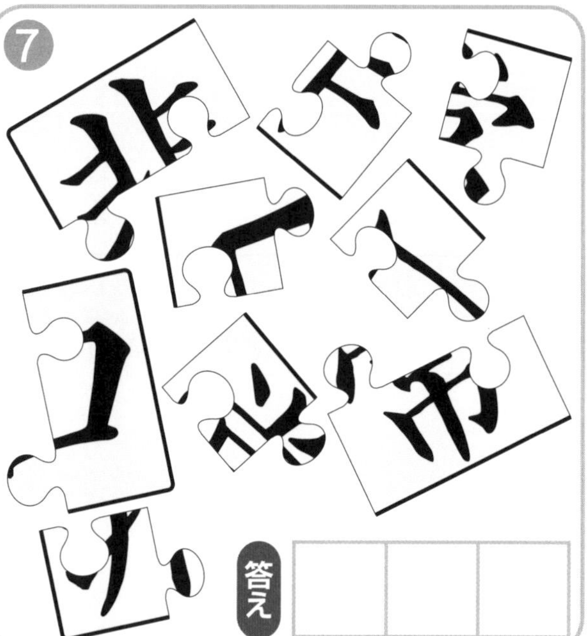
答え

解答 ❶豆、❷村、❸黒、❹布団、❺園芸、❻水面下、❼非常口

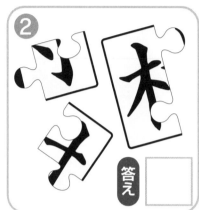

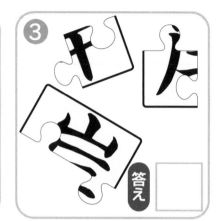

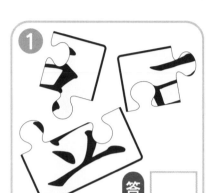

脳活ポイント

直感力も漢字力も鍛える！

頭の中で完成図をイメージしたり、ピースの組み合わせを直感的に判断したりするため、イメージ力や直感力を担う右脳の活性化に役立つほか、想起力・判断力も養われます。

目標時間

50代まで	60代	70代以上
15分	20分	25分

正答数　　／14問

かかった時間　　分

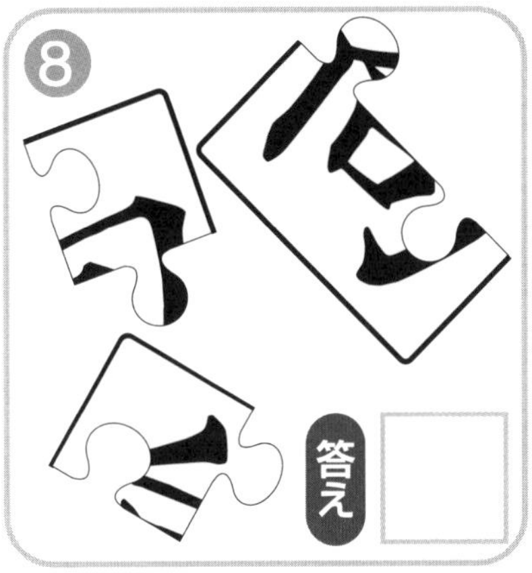

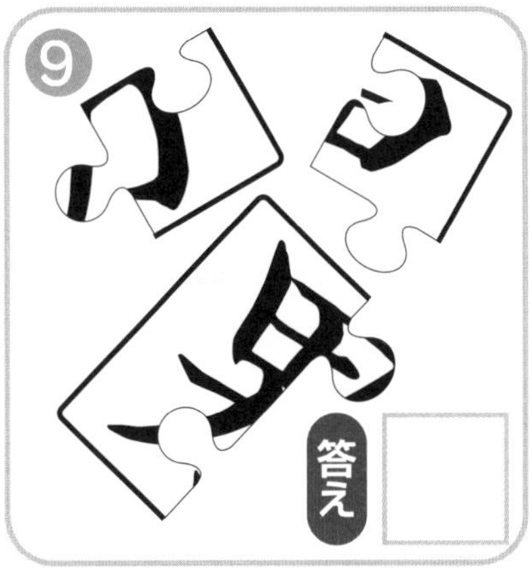

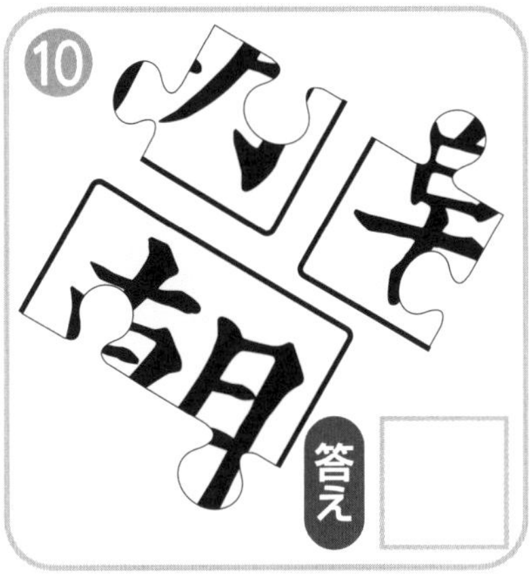

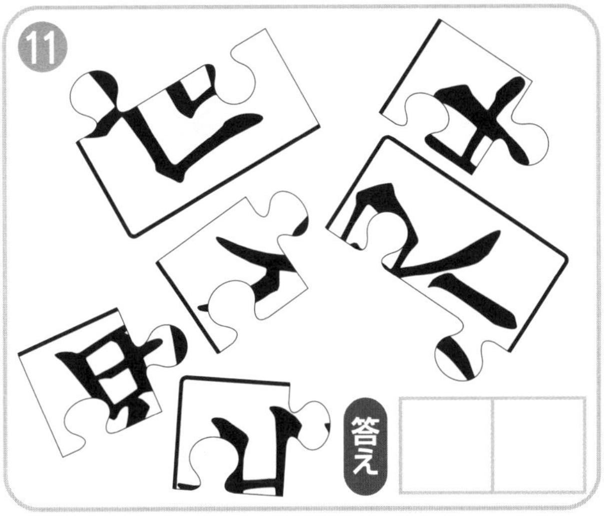

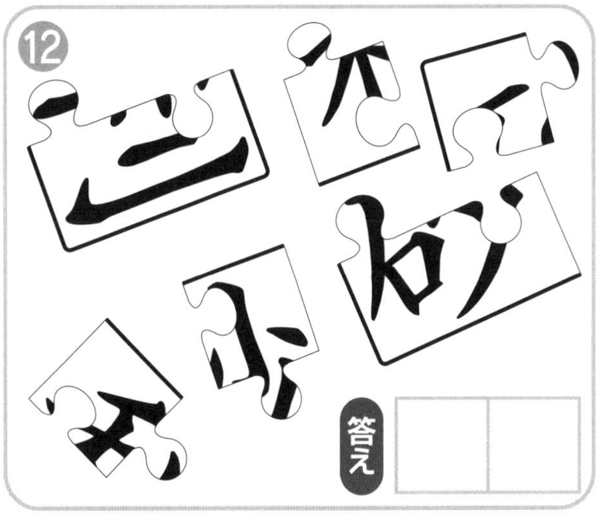

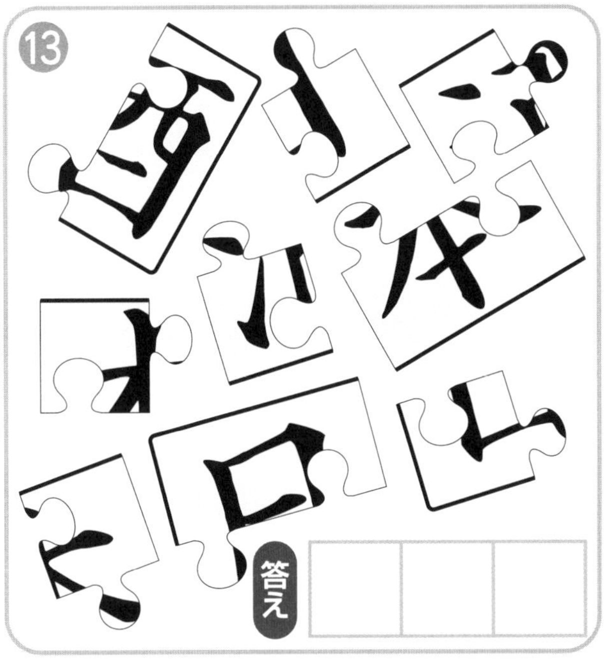

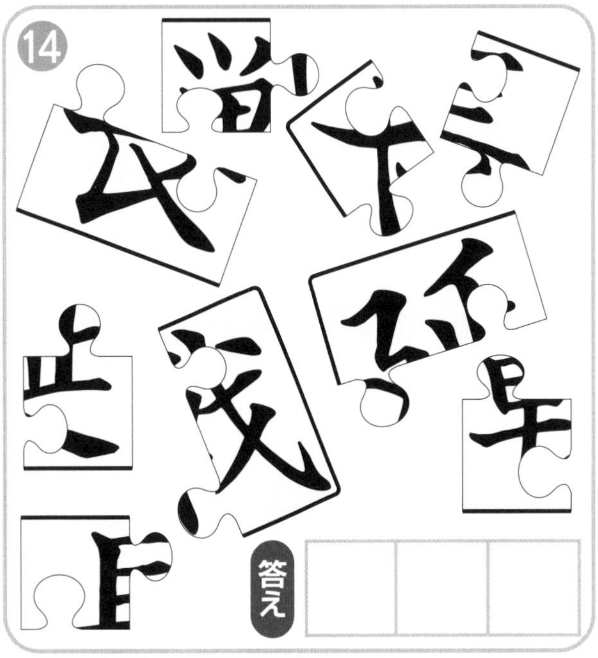

解答 ⑧向、⑨男、⑩朝、⑪世界、⑫砂利、⑬日本酒、⑭延長戦

6 日目 漢字つなぎ二字熟語

実践日

月　　日

難易度5 ★★★★★

各問、線でつながった2つの漢字が、提示されている読み方のうちの1つができる二字熟語になるよう、数字マスに漢字1字を入れてください。それぞれ、矢印方向に見たとき、二字熟語になるようにします。

●例題

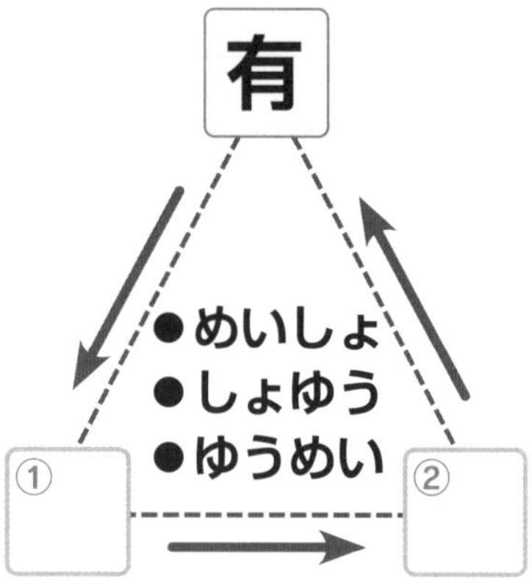

矢印方向に見たとき二字熟語になるように、提示されている読み方に合った漢字を解答欄（マス）に入れていく。マス目のうち1つには、あらかじめヒントとして漢字が入っているので、その漢字をもとにして考えていく。

例題の場合、「めいしょ」「しょゆう」「ゆうめい」のうち、すでにマスに入っている「有」を使った二字熟語は「所有」と「有名」が考えられる。「有」を使った二字熟語は「有➔①」「②➔有」の2つのため、答えは①＝名、②＝所となる。この場合、残りの①⇒②は「めいしょ」となるため、問題の条件を満たす3つの二字熟語が完成することになる。

答え ①名　②所

❶

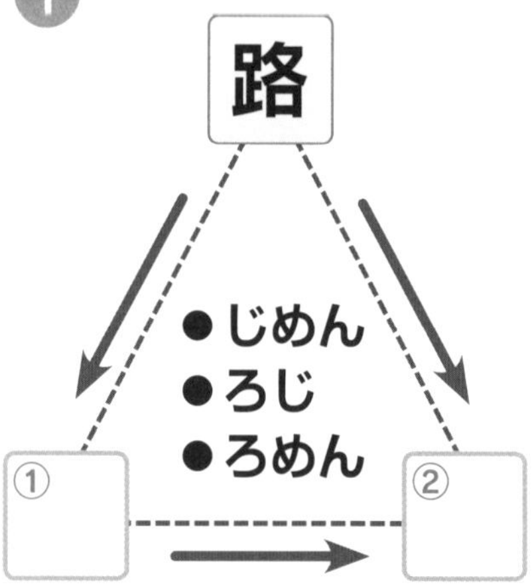

❷

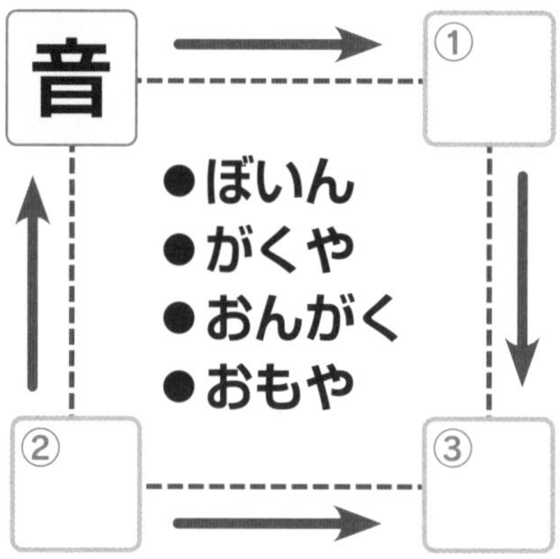

❸

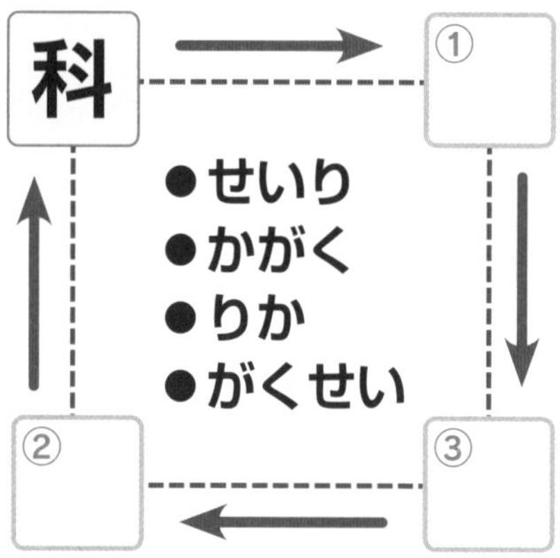

❹

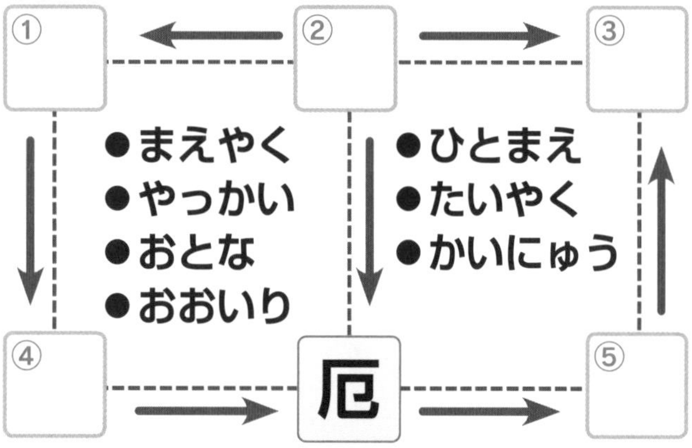

❺

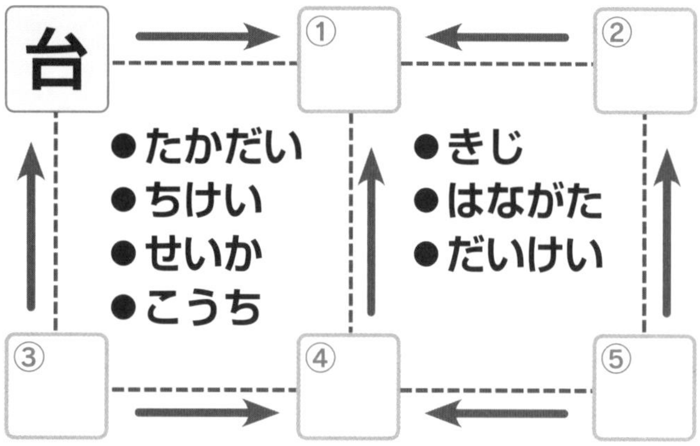

解答 ❶①地②面、❷①楽②母③屋、❸①学②理③生、❹①人②大③入④前⑤介、❺①形②花③高④地⑤生

脳活ポイント

記憶力が達成感とともに強まる

マス1つ目の漢字とひらがなの読みを見比べながら熟語を思い出す問題で、記憶力が試されます。また、うまく当てはまって正解したときの達成感が、さらに脳を活性化します。

目標時間

50代まで	60代	70代以上
10分	15分	20分

正答数 ／13問　かかった時間 分

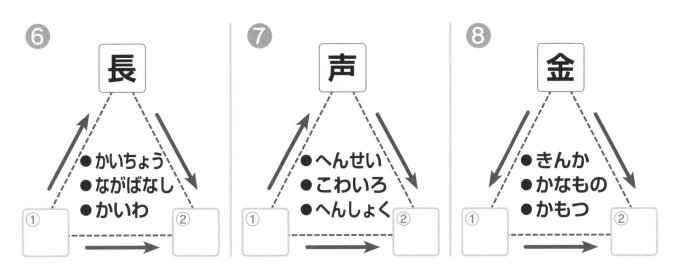

⑥ 長
- かいちょう
- ながばなし
- かいわ

①　②

⑦ 声
- へんせい
- こわいろ
- へんしょく

①　②

⑧ 金
- きんか
- かなもの
- かもつ

①　②

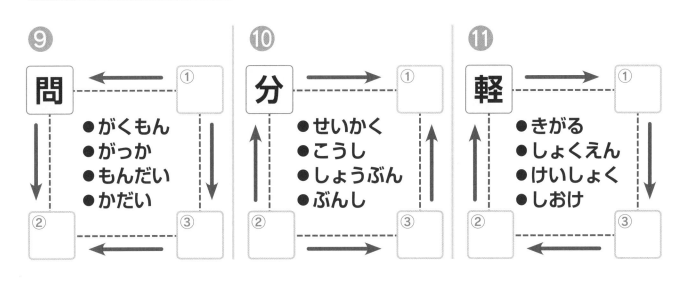

⑨ 問
- がくもん
- がっか
- もんだい
- かだい

①　②　③

⑩ 分
- せいかく
- こうし
- しょうぶん
- ぶんし

①　②　③

⑪ 軽
- きがる
- しょくえん
- けいしょく
- しおけ

①　②　③

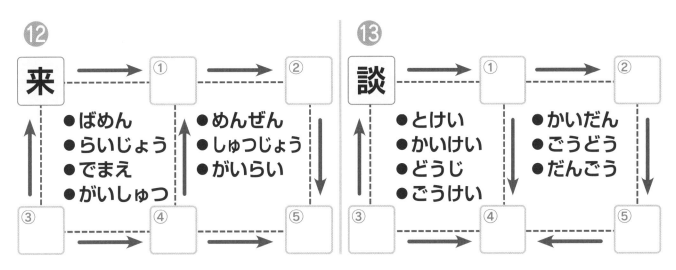

⑫ 来
- ばめん
- らいじょう
- でまえ
- がいしゅつ
- めんぜん
- しゅつじょう
- がいらい

①　②　③　④　⑤

⑬ 談
- とけい
- かいけい
- どうじ
- ごうけい
- かいだん
- ごうどう
- だんごう

①　②　③　④　⑤

解答 ⑥①会②話、⑦①変②色、⑧①貨②物、⑨①学②題③科、⑩①子②性③格、⑪①食②気③塩、⑫①場②面③外④出⑤前、⑬①合②同③会④計⑤時

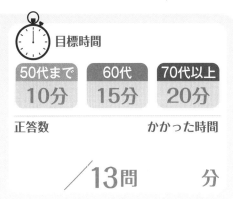

7日目 同音異義語見分け

実践日

月　日

難易度5★★★★★

各問の□□部分には、同じ読み方の二字熟語が入ります。□に漢字を入れて、文意に合った熟語を作ってください。読み方はひらがなで記してあります。ヒントが記された文章もあります。

❶ こうしょう

①給料について□□する

②学校の制服に□章をつける

③彼は□□な理念の持ち主だ

❷ たいせい

①座ったままの□□でいる

②ストレスに□性を持っている

③留学生の受け入れ□□を整える

❸ いどう

①この会社は人事□□が多い

②都市間を鉄道で□□する

③私たちの意見に□同はない

❹ えいせい

①□□放送を受信する

②食品□□法を守る

③スイスは□世中立国だ

❺ いし

①□□の診察を受ける

②自分の□□を貫く

③賛成の□□表示をする

④亡き父の□志を継ぐ

❻ いじょう

①今年の夏は□□気象だ

②西部戦線□□なし

③予想□□の完成度だ

④部下に権限を□譲する

❼ かいとう

①□□用紙が配られた

②問い合わせに□□する

③冷凍食品を□凍する

④□□ルパンが大好き

❽ かいほう

①人質を□□する

②換気のため窓を□□する

③病状が□□に向かう

④急病人を□抱する

解答 ❶①交渉②校章③高尚、❷①体勢②耐性③態勢、❸①異動②移動③異同、❹①衛星②衛生③永世、❺①医師②意志③意思④遺志、❻①異常②異状③以上④委譲、❼①解答②回答③解凍④怪盗、❽①解放②開放③快方④介抱

脳活ポイント

直感力が徐々に磨かれていく

同音異義語がどの文章にしっくりくるかを、素早く判断してみましょう。問題を解くに従って、直感力が判断力とともに磨かれていきます。曖昧に覚えていた熟語は、このさい覚えてしまいましょう。

目標時間

50代まで	60代	70代以上
30分	40分	50分

正答数　　／56問

かかった時間　　分

⑨ きたい

①水は100度Cで□□になる

②□□の大型新人

③旅客機の機□

⑩ しき

①□□折々の景色

②勝つために□□を高める

③楽団を□揮する

⑪ しんしん

①□進気鋭の若手

②□□ともに健康を保つ

③新しい仕事に興味□□

⑫ かてい

①小学校の□程を終える

②□□で取り組む対策

③□□の話には答えられない

⑬ きこう

①インド旅行の□□文を書く

②NATOは北大西洋条約□□

③房総半島は温暖な□□だ

④週末に□工式が行われる

⑭ じき

①磁□治療を受ける

②□□を見て行動する

③お盆の□□に帰省する

④彼こそ□□総理大臣だ

⑮ せいさん

①国内□□の野菜を使う

②借金の□□を行う

③経費を□□する

④□酸ガスが噴出

⑯ こじ

①□□成語を調べる

②会合への参加を□□する

③権力を誇□する

④自説を□□する

解答　⑨①気体②期待③機体、⑩①四季②士気③指揮、⑪①新進②心身③津々（津津）、⑫①課程②家庭③仮定、⑬①紀行②機構③気候④起工、⑭①磁気②時機③時期④次期、⑮①生産②清算③精算④青酸、⑯①故事②固辞③誇示④固持

8日目 熟語ピタリパズル

実践日

月　　日

難易度③★★★☆☆

各問の熟語には、同じ漢字がいくつか使われています。その漢字を組み合わせて熟語を縦横に並べ、枠内にピタリ収めてください。同じ漢字でも組み合わせないものもあります。黒マスは漢字が入りません。

①

知恵熱
度外視
知名度

	■	

②

漢数字
方向性
漢方薬

		■

③

園遊会
学園祭
開会式

		■

④

七転八起
起死回生
不老不死
七不思議

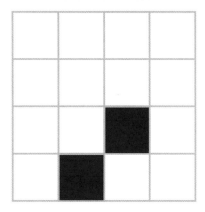

		■	
	■		

⑤

主流派
専売特許
特定派遣
専業主婦

	■		
	■	■	

⑥

天下一品
明朗会計
一期一会
天地神明

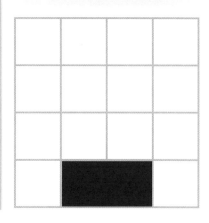

	■	■	

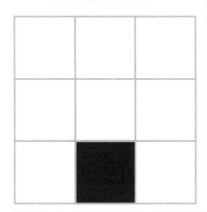

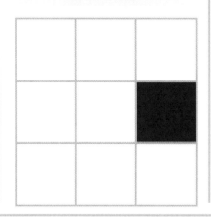

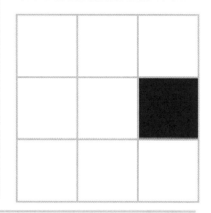

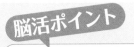

脳活ポイント

悩むほど思考力が鍛えられる

どの漢字がつなげられるか、つなげてからうまくマス内に収まるかを考えます。試行錯誤するほど思考力が鍛えられます。ちなみに、マスはすべて埋まるのではなく、空欄も出ます。

目標時間

50代まで	60代	70代以上
15分	25分	30分

正答数	かかった時間
／12問	分

⑦

支配人
人件費
支持率

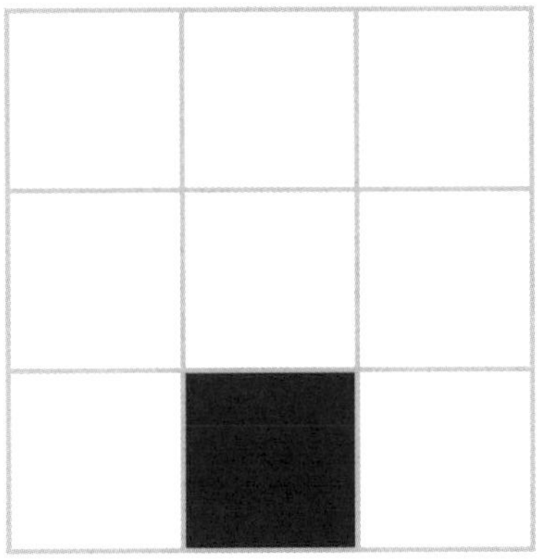

⑧

席次表
指揮者
指定席

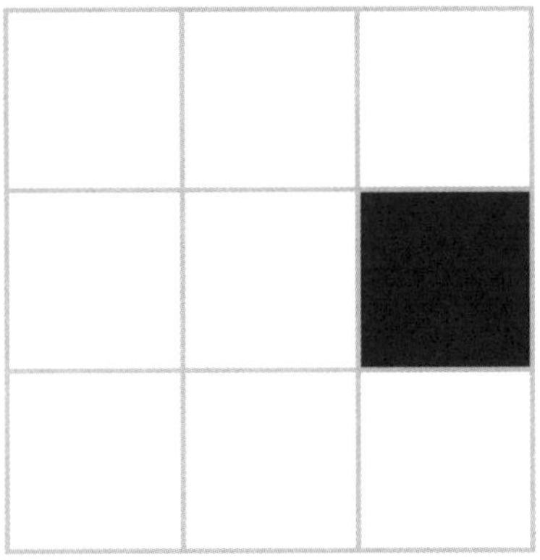

⑨

医務室
事務局
工事中

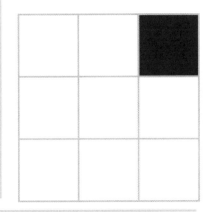

⑩

平等院
飛鳥寺
機会均等
飛行機雲

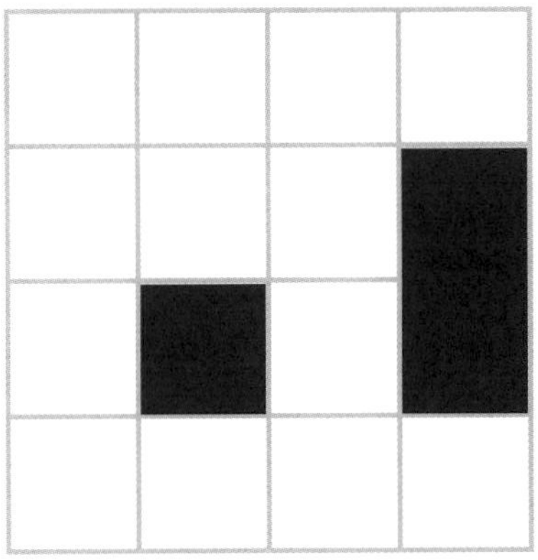

⑪

水道管
応援団長
管弦楽団
楽市楽座

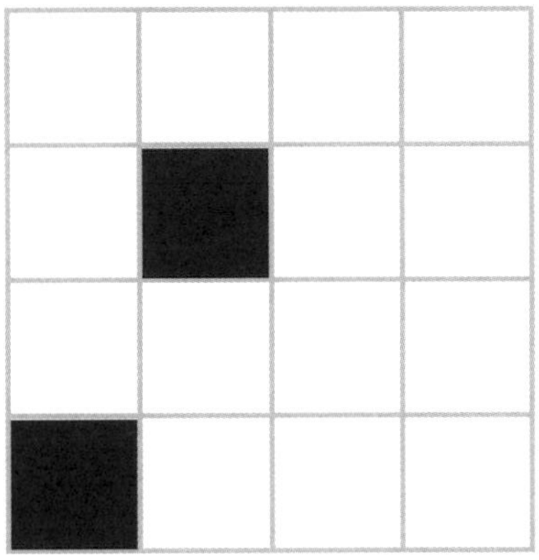

⑫

上限金利
意味深長
賞味期限
懸賞広告

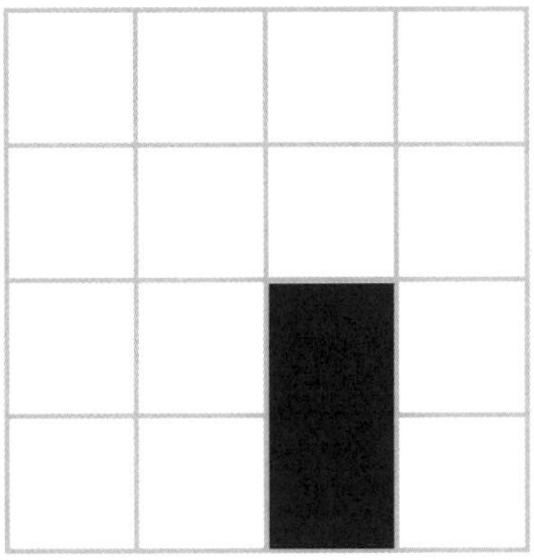

※解答は84ページをご覧ください

9日目 二字熟語足し算

実践日

月　　日

難易度 4 ★★★★☆

問題の各マスには、ある二字熟語を構成する漢字がバラバラに分割されて書かれています。それらを足し算のように頭の中で組み合わせ、でき上がる二字熟語を解答欄に書いてください。

①
亻 + 庄 + 匕 + 米 = □□

②
寸 + 本 + 亻 + 囗 = □□

③
攵 + 关 + 方 + 辶 = □□

④
囗 + ⺮ + 口 + 合 = □□

⑤
几 + 主 + 糸 + 月 = □□

⑥
⺍ + 可 + 卄 + 尸 + 木 = □□

⑦
火 + 一 + 言 + 火 + 囬 = □□

⑧
勿 + ⺈ + 貝 + 日 + 刀 = □□

⑨
㠯 + 廿 + 广 + 月 + 又 + 心 = □□

解答 ①化粧、②団体、③放送、④回答、⑤素肌、⑥薬局、⑦面談、⑧貿易、⑨態度

脳活ポイント

注意力が冴えわたる

バラバラになった漢字の偏やつくりからもとの字を推理して熟語にするには、集中力に加えて細かな注意力が必要になります。くり返して問題を解けば、うっかりミスが少なくなっていくでしょう。

目標時間

50代まで	60代	70代以上
15分	20分	25分

正答数 ／18問　かかった時間 分

⑩ 勺 + 丁 + 糸 + マ = □□

⑪ 口 + ム + 生 + 广 = □□

⑫ 玉 + 田 + 冂 + 共 = □□

⑬ 月 + 十 + 艮 + 兄 = □□

⑭ 关 + 幺 + 亠 + 門 = □□

⑮ 木 + 予 + 爫 + 艹 + 里 = □□

⑯ 女 + 目 + 扌 + 羊 + 立 = □□

⑰ 示 + 土 + 火 + 林 + 西 = □□

⑱ 百 + 日 + 宀 + 頁 + 疋 + 亻 = □□

解答 ⑩予約、⑪広告、⑫異国、⑬克服、⑭玄関、⑮野菜、⑯接着、⑰禁煙、⑱宿題

10日目 漢字ピックアップ

実践日

月　日

難易度4★★★★☆

各問、3×3マスの中に漢字が1字ずつ入っていて、全部で9つの漢字が提示されています。この漢字を指定された個数分拾い上げ、上に示されているテーマに沿った名前や言葉を解答欄に書いてください。

交通規制の項目名

❶ 4文字

止	処	一
洗	時	窓
停	推	障

答え

❷ 4文字

司	内	通
行	一	路
方	日	外

答え

❸ 4文字

転	杖	車
駐	止	安
八	来	禁

答え

男性の銀幕スター名

❹ 5文字

原	全	裕
九	次	政
郎	石	草

答え

❺ 4文字

敏	緒	三
歳	雄	指
夫	船	郎

答え

❻ 3文字

清	池	美
三	歌	呂
渥	古	重

答え

家具の名前

❼ 3文字

机	部	習
門	張	首
思	学	歯

答え

❽ 3文字

有	同	駄
下	黒	武
上	箱	装

答え

❾ 3文字

食	炭	千
立	器	注
棚	棒	和

答え

解答 ❶一時停止、❷一方通行、❸駐車禁止、❹石原裕次郎、❺三船敏郎、❻渥美清、❼学習机、❽下駄箱、❾食器棚

脳活ポイント

目で見る力と記憶力を養う

各問にある9つの漢字から答えに使う漢字を見極めなければならないため、目で見る力や記憶力が養われます。また、テーマから連想して思い出す力も鍛えられると考えられます。

目標時間

50代まで	60代	70代以上
15分	20分	25分

正答数 ／18問　かかった時間 分

童話名

⑩ 4文字

師	退	一
条	法	情
寸	桃	鬼

答え

⑪ 4文字

太	伊	島
月	郎	貴
女	浦	織

答え

⑫ 3文字

雪	舌	任
素	団	白
姫	設	太

答え

あると便利な電気製品名

⑬ 5文字

根	破	団
版	乾	独
燥	機	布

答え

⑭ 5文字

気	布	力
弁	掲	電
鍋	圧	座

答え

⑮ 5文字

留	保	機
器	洗	食
浄	刈	綿

答え

国民栄誉賞を受賞した人物名

⑯ 4文字

己	拡	村
藤	直	宇
行	植	井

答え

⑰ 3文字

明	川	澤
武	映	野
黒	真	敬

答え

⑱ 3文字

光	宗	姉
三	子	森
紅	恭	橋

答え

解答
⑩一寸法師、⑪浦島太郎、⑫白雪姫、⑬布団乾燥機、⑭電気圧力鍋、⑮食器洗浄機、⑯植村直己、⑰黒澤明、⑱森光子

11 日目 数字つなぎ三字熟語

実践日

月　日

難易度❸★★★☆☆

１の★印から２の●印、３の●印というように各数字の印を順序よく線でつなぐと現れる３文字の漢字を使ってできる熟語を答えてください。最後の数字の印は☆です。最後まで線を引かなくても答えは導けます。

❶

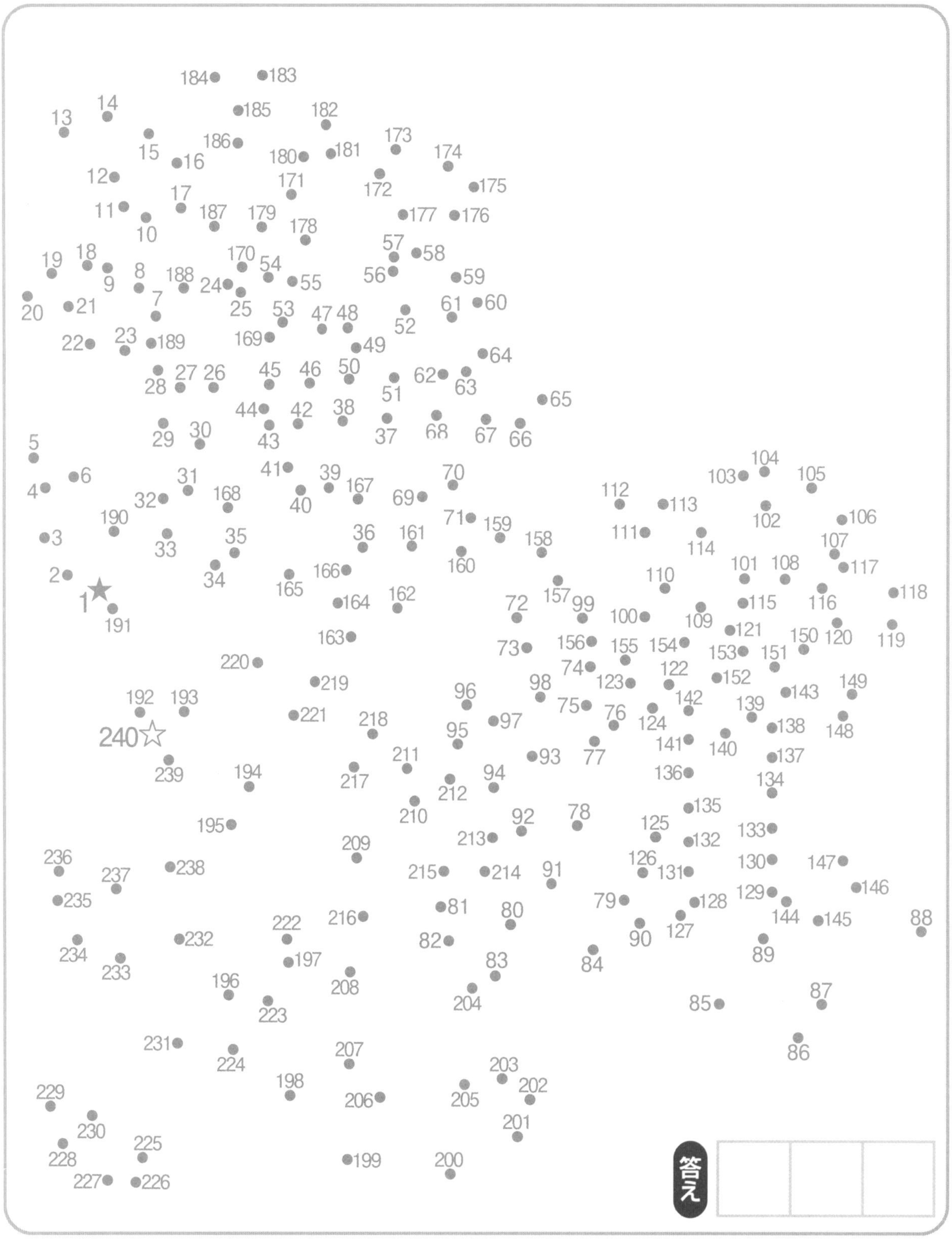

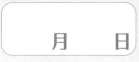

脳活ポイント

見る力を磨き脳が活性

浮かび上がった図形から漢字を読み取り、三字熟語が何かを答えることで、脳の「見る力」の訓練にもなります。また、点を1から順につなげるため、注意力や集中力も鍛えられます。

目標時間

50代まで	60代	70代以上
15分	30分	40分

正答数 ／2問　かかった時間 分

2

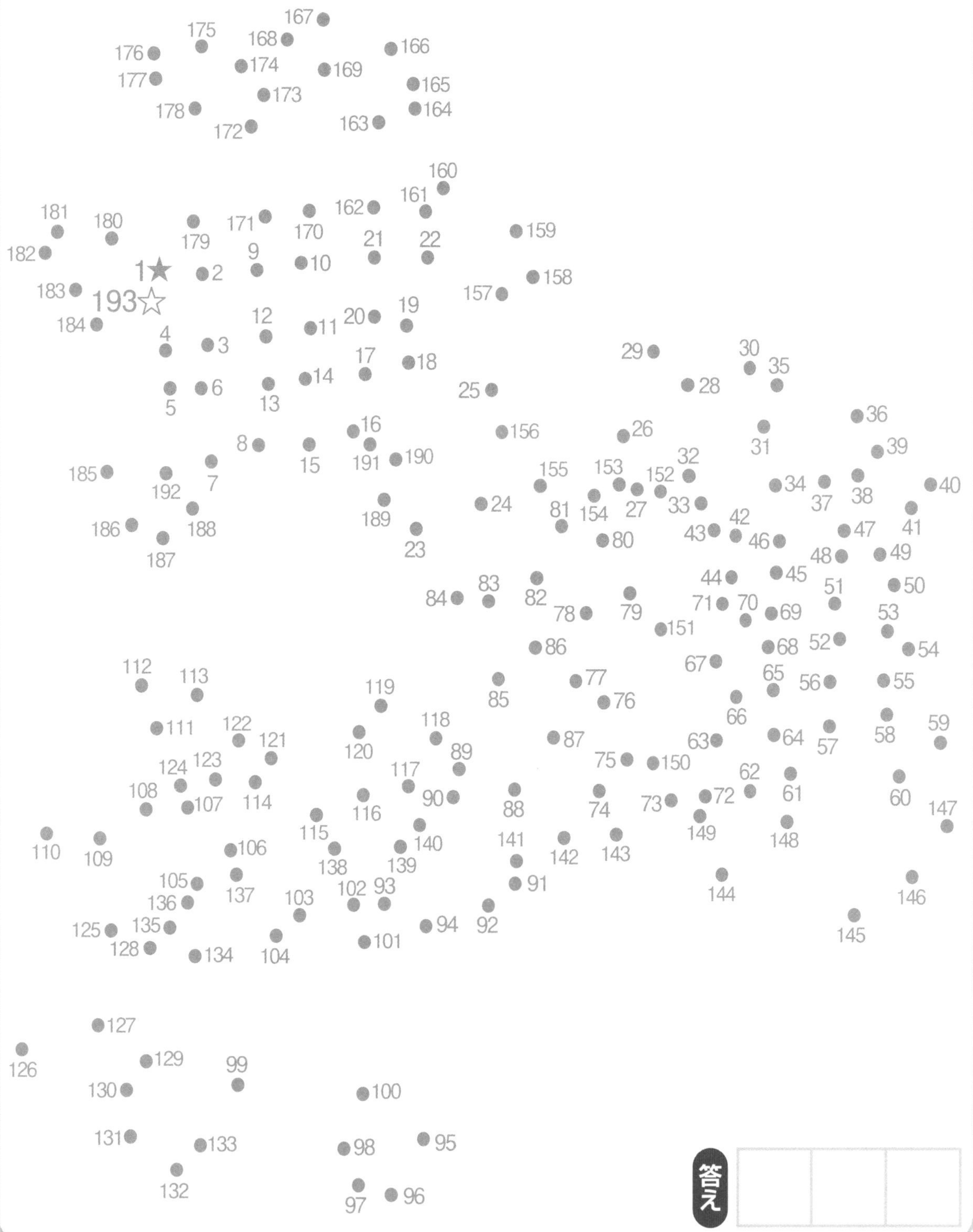

答え

※解答は85㌻をご覧ください

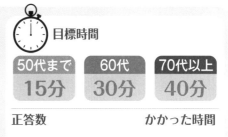

12日目 つなぎ言葉クロス

実践日

月　日

難易度③★★★☆☆

各問、中央の解答欄の左側には答えの前につく言葉が、右側には後ろにつく言葉が２つずつ並んでいます。これらの言葉が前後につけられる言葉を、ヒントにしたがって解答欄に書いてください。

① ヒント 漢字２字

前につく言葉	解答欄	後ろにつく言葉
卒業		カバン
家族		会社

② ヒント 漢字１字

前につく言葉	解答欄	後ろにつく言葉
遠山		前線
八重		吹雪

③ ヒント カタカナ３字

前につく言葉	解答欄	後ろにつく言葉
タイトル		キャベツ
カリフォルニア		ケーキ

④ ヒント 漢字２字

前につく言葉	解答欄	後ろにつく言葉
春		風呂
開口		弟子

⑤ ヒント カタカナ３字

前につく言葉	解答欄	後ろにつく言葉
電子		クリップ
ポケット		ゲーム

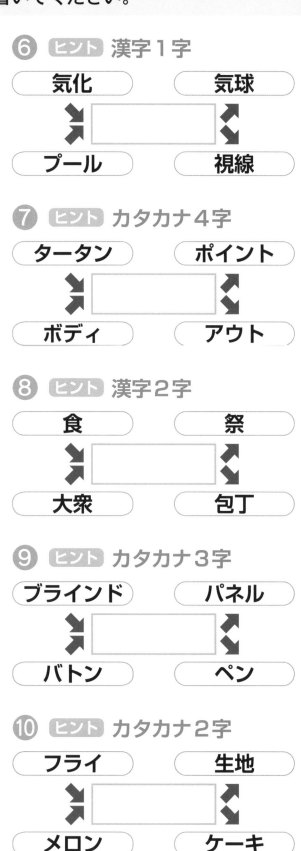

⑥ ヒント 漢字１字

前につく言葉	解答欄	後ろにつく言葉
気化		気球
プール		視線

⑦ ヒント カタカナ４字

前につく言葉	解答欄	後ろにつく言葉
タータン		ポイント
ボディ		アウト

⑧ ヒント 漢字２字

前につく言葉	解答欄	後ろにつく言葉
食		祭
大衆		包丁

⑨ ヒント カタカナ３字

前につく言葉	解答欄	後ろにつく言葉
ブラインド		パネル
バトン		ペン

⑩ ヒント カタカナ２字

前につく言葉	解答欄	後ろにつく言葉
フライ		生地
メロン		ケーキ

解答 ①旅行、②桜、③ロール、④一番、⑤マネー、⑥熱、⑦チェック、⑧文化、⑨タッチ、⑩パン

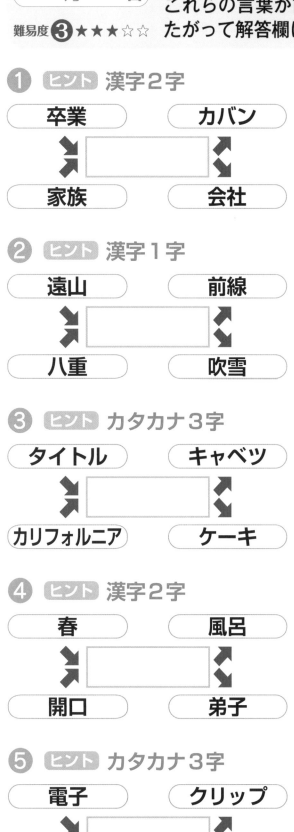

脳活ポイント

ひらめきが磨かれて思考も深まる

４つの言葉をヒントに、想起力を駆使してつなげられる言葉を探します。ヒントの単語を声に出してみると、パッとひらめく場合も。関連の深い言葉を考えていくうちに正解にたどり着くときもあります。

目標時間

50代まで	60代	70代以上
20分	25分	30分

正答数 ／20問　かかった時間 分

⑪ ヒント カタカナ３字

電子		マガジン
↘	□	↙
迷惑		アドレス

⑫ ヒント 漢字２字

医療		処理
↘	□	↙
機密		操作

⑬ ヒント カタカナ３字

日焼け		ショック
↘	□	↙
アロマ		ヒーター

⑭ ヒント 漢字１字

名付け		孝行
↘	□	↙
肉		知らず

⑮ ヒント カタカナ４字

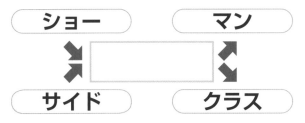

ショー		マン
↘	□	↙
サイド		クラス

⑯ ヒント カタカナ３字

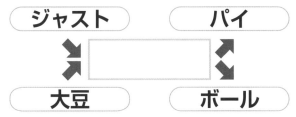

ジャスト		パイ
↘	□	↙
大豆		ボール

⑰ ヒント 漢字２字

黄金		遅れ
↘	□	↙
奈良		劇

⑱ ヒント カタカナ３字

ピーナッツ		ナイフ
↘	□	↙
発酵		サンド

⑲ ヒント 漢字２字

温		ジュース
↘	□	↙
カット		ソムリエ

⑳ ヒント ひらがな１字+漢字１字

炊き込み		茶碗
↘	□	↙
玉子かけ		粒

解答 ⑪メール、⑫情報、⑬オイル、⑭親、⑮ビジネス、⑯ミート、⑰時代、⑱バター、⑲野菜、⑳ご飯

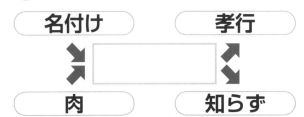

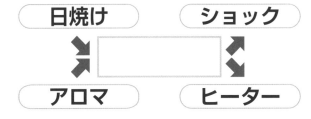

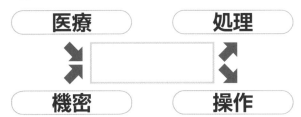

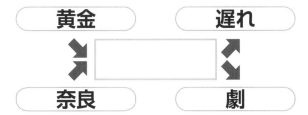

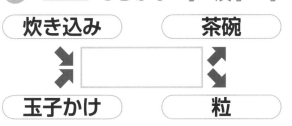

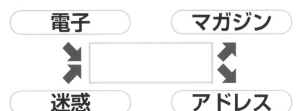

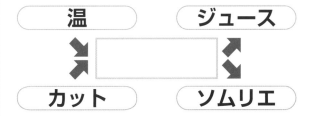

13日目 漢字連想クイズ

実践日
月　日

難易度3★★★☆☆

❶～⑳にあるカタカナは、ある言葉から1文字抜いて○に置き換えてバラバラに並べたものです。足りない1文字を補ったうえで、正しく並べて漢字でカッコ内に書いてください。下の言葉は答えのヒントです。

❶ ガン○ケ
（　　　　）
琵琶湖　石田光成
彦根城　フナずし

❷ ヒウ○チツウ
（　　　　）
成績　学期末
通信簿　性格

❸ ワチウ○ョン
（　　　　）
連絡先　職業別
検索　番号

❹ ュシイ○ニンセ
（　　　　）
4月　一年生
代表挨拶　歓迎会

❺ ウョ○キシウ
（　　　　）
ビル　階
エレベーター　上下

❻ ギカ○ユョイ
（　　　　）
移動　マグロ
産卵　サケ

❼ バイシ○ヤコサ
（　　　　）
俳諧　やせガエル
化政調　おらが春

❽ ウヨム○ヒジ
（　　　　）
領収書　文房具
オフィス　印鑑

❾ ブンド○ウウク
（　　　　）
多忙　不健康
体力低下　肥満

❿ エジフュ○キリウツ
（　　　　）
カレンダー　祝日
代休　日曜日

解答 ❶滋賀県、❷通知表、❸電話帳、❹新入生、❺昇降機、❻回遊魚、❼小林一茶、❽事務用品、❾運動不足、❿振替休日

脳活ポイント

情報処理能力と洞察力が根づく

カタカナを全体的に眺めたときに、答えが浮かび上がってくるようなら、情報処理能力と洞察力がかなり鍛えられています。わからなければ、想起力を刺激する厳選された言葉のヒントを活用してください。

目標時間

50代まで	60代	70代以上
15分	25分	30分

正答数　／20問

かかった時間　分

⑪ ウョ○ド

（　　　　　）

毛筆　書初め
墨汁　楷書

⑫ ョレ○ンウ

（　　　　　）

客　ツケ
飲食店　お得意さん

⑬ ヒヒ○ンバ

（　　　　　）

展示　見本
配布用　プレミア価格

⑭ ンダ○シセ

（　　　　　）

宮城県　牛タン
青葉城　伊達政宗

⑮ シナカ○バシ

（　　　　　）

伝承　思い出
桃太郎　絵本

⑯ カキケ○エヒ

（　　　　　）

チケット　交換
無料　予約

⑰ ウソ○ツベカ

（　　　　　）

異動　退職
見送り　飲み会

⑱ ポッドリ○ョウウ

（　　　　　）

国後島　返還
領有権　ロシア

⑲ アンン○ジゼイ

（　　　　　）

公開　サッカー代表戦
非公式　友好

⑳ ブシタサ○サトウキロ

（　　　　　）

伝染病研究所　研究所・大学
細菌学博士　ペスト菌

解答 ⑪書道、⑫常連、⑬非売品、⑭仙台市、⑮昔話、⑯引換券、⑰送別会、⑱北方領土、⑲親善試合、⑳北里柴三郎

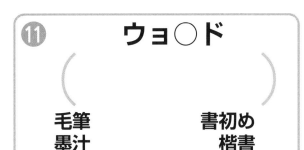

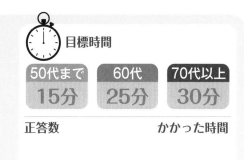

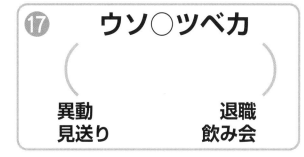

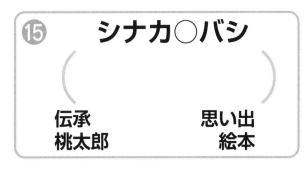

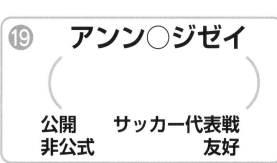

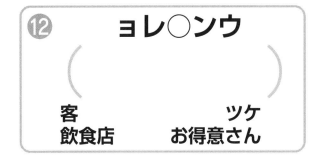

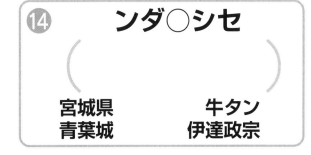

14日目 体の部位当てドリル

実践日
　　月　　日

難易度③★★★☆☆

❶～㉚の文の中には空欄が１ヵ所あり、そこには体の部位に当たる漢字が１文字入ります。下にあるヒントの漢字のどれか１つを用いて、文を成立させてください。リストの漢字はそれぞれ１度しか使いません。

❶～⓯のリスト

頭	尻	歯	首	骨	目	腹	腰
肩	顔	頬（ほお）	腕	耳	口	心	

❶結果がよかったので、□の荷が下りたよ。

❷□が届くところで子供を遊ばせている。

❸彼は□が浮くようなセリフで彼女を落とした。

❹いつまでも□が通った夫婦でいたい。

❺まだまだ□が青いのに、結婚なんて早い。

❻しっかりものの妻には□が上がらない。

❼期限がきたので、□をそろえてお金を返した。

❽兄弟は互いに□をふくらませて文句をいっていた。

❾値上がり続きで、もはや□が回らなくなった。

❿何度も作っているので、自然と□が上がった。

⓫やると決めたからには、□をくくるしかない。

⓬先輩の□を立てるため、やむなく条件をのんだ。

⓭何度聞かれても、彼は□を割らなかった。

⓮くだらない質問が飛んできて、話の□を折られた。

⓯叔父が□を折ってくれて、この会社に就職できた。

解答 ❶肩、❷目、❸歯、❹心、❺尻、❻頭、❼耳、❽頬、❾首、❿腕、⓫腹、⓬顔、⓭口、⓮腰、⓯骨

脳活ポイント

記憶力がたくましくなる

何気なく使っている日常会話には、体の部位を比喩的に用いる言い回しが数多くあります。改めて文章で見たときに正確に思い出せるかどうか、記憶力を鍛えましょう。使い慣れていない言葉は覚えてください。

目標時間

50代まで	60代	70代以上
20分	25分	30分

正答数　　かかった時間

／30問　　分

⑯〜㉚のリスト

顎(あご)　爪　肌　眉(まゆ)　鼻　足　頭　舌

肩　耳　股(また)　額　喉(のど)　胸　手

⑯彼女が作った料理は□が鳴るほどおいしそうだ。

⑰雪辱を果たすため、虎視眈々と□を研いできた。

⑱家族のためにギャンブルから□を洗った。

⑲この仕事で□に汗して働くことの大切さがわかった。

⑳緊張のせいで□がもつれ、思ったことが話せなかった。

㉑相手のチャンピオンには□を借りるつもりで挑む。

㉒事務職一筋だったので、営業職は□に合わない。

㉓隣の席のヒソヒソ話に聞き□を立てた。

㉔この映画を見ると□がはずれるほど大笑いできる。

㉕点数の取り合いで、□に汗を握る戦いだった。

㉖彼は日本とアメリカを□にかけて活動する音楽家だ。

㉗投資話は□に唾をつけて聞くようにしている。

㉘ゴールインしたときには□で息をしていたよ。

㉙売れ行きがよく、上司の□を明かすことができた。

㉚自社の株価は□打ちで、あとは下がるいっぽう。

解答　⑯喉、⑰爪、⑱足、⑲額、⑳舌、㉑胸、㉒肌、㉓耳、㉔顎、㉕手、㉖股、㉗眉、㉘肩、㉙鼻、㉚頭

15 日目

二字熟語クロス

実践日

月　日

難易度4★★★★☆

下のリストから、上下左右にある漢字と組み合わせて二字熟語を４つ作れる漢字を選び、中央のマスに記入します。ページごとに16問すべて解いたら、リストに残った４字の漢字から四字熟語を作ってください。

①

	便	
搭		車
	員	

②

	女	
失		主
	話	

③

	首	
手		性
	棒	

④

	郵	
運		迎
	付	

⑤

	招	
期		望
	機	

⑥

	人	
学		命
	物	

⑦

	回	
移		倒
	職	

⑧

	訴	
猛		放
	加	

⑨

	繊	
詳		腕
	心	

⑩

	古	
作		頭
	章	

⑪

	恋	
割		情
	着	

⑫

	甘	
褒		人
	談	

⑬

	海	
西		服
	食	

⑭

	絶	
上		格
	質	

⑮

	自	
正		担
	傷	

⑯

	仮	
顔		積
	倒	

①～⑯のリスト

愛	生	追	美	勇	相	面
敵	洋	負	送	細	転	待
果	文	乗	猛	品	神	

⑰ 四字熟語の答え

答え

解答 ①乗、②神、③相、④送、⑤待、⑥生、⑦転、⑧追、⑨細、⑩文、⑪愛、⑫美、⑬洋、⑭品、⑮負、⑯面、⑰〈四字熟語の答え〉勇猛果敢

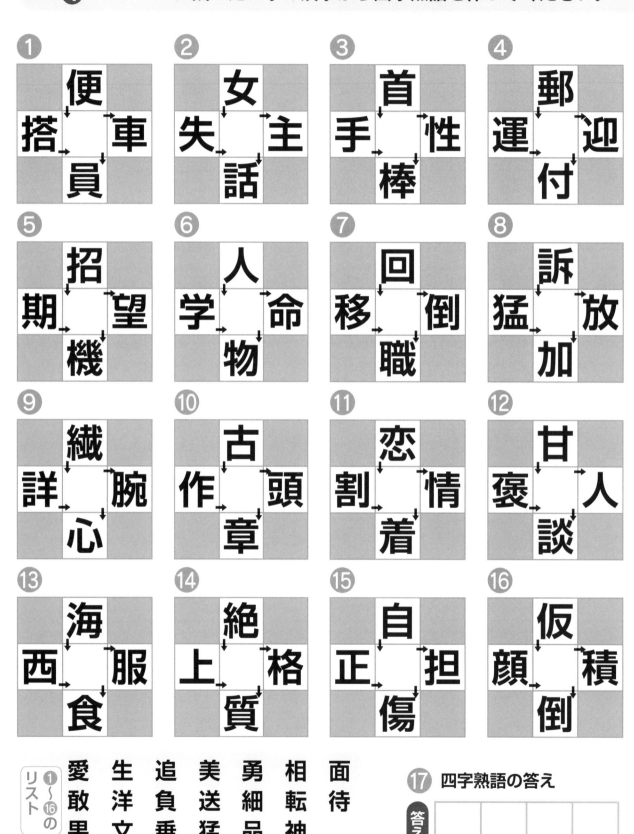

脳活ポイント

思考力と想起力を磨く！

４つの二字熟語に共通する漢字を探すのに必要な思考力や想像力・洞察力や、漢字を思い出す想起力が養われると考えられます。また、漢字力や語彙力を向上させる効果も期待できるでしょう。

目標時間

50代まで	60代	70代以上
25分	35分	45分

正答数　　／34問　　かかった時間　　分

⑱
	光	
繁		冠
	養	

⑲
	世	
風		元
	行	

⑳
	将	
援		団
	服	

㉑
	典	
模		紙
	式	

㉒
	混	
封		室
	手	

㉓
	法	
旋		動
	儀	

㉔
	腹	
漆		子
	板	

㉕
	構	
地		書
	工	

㉖
	反	
帰		庁
	略	

㉗
	確	
音		号
	念	

㉘
	算	
奇		字
	量	

㉙
	勝	
有		用
	点	

㉚
	平	
視		菜
	原	

㉛
	大	
改		身
	更	

㉜
	郵	
穏		乗
	所	

㉝
	予	
条		分
	束	

⑱〜㉝のリスト

信　図　変　手　型　必　野
勝　利　約　栄　律　軍　入
黒　紀　先　数　省　便

㉞ 四字熟語の答え

答え

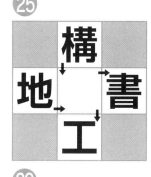

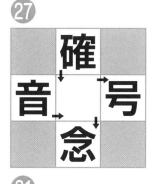

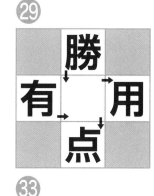

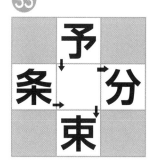

解答　⑱栄、⑲紀、⑳軍、㉑型、㉒入、㉓律、㉔黒、㉕図、㉖省、㉗信、㉘数、㉙利、㉚野、㉛変、㉜便、㉝約、㉞＜四字熟語の答え＞先手必勝

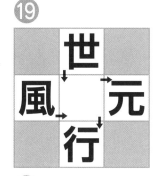

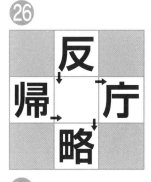

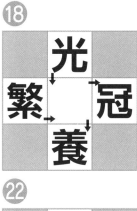

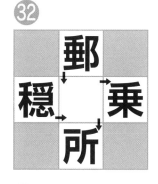

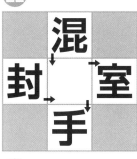

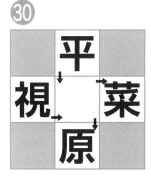

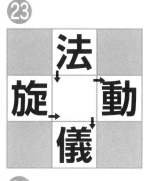

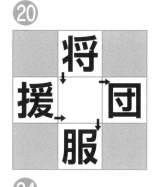

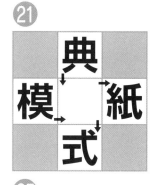

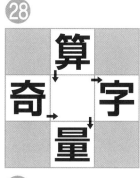

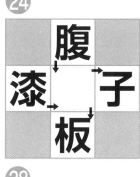

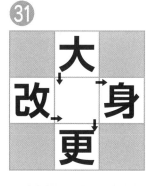

16日目 熟語知恵の輪

実践日

月　　日

難易度③★★★☆☆

各問、文字の大きさや、向きを変化させた漢字４つが、バラバラに提示されています。その４つの漢字をそれぞれ１回ずつすべて使って、日常的によく使われる二字熟語を２つ作ってください。答えは順不同です。

①

答え

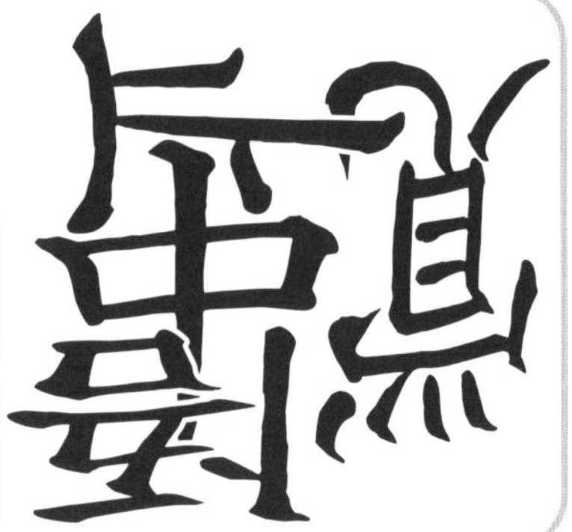

②

答え

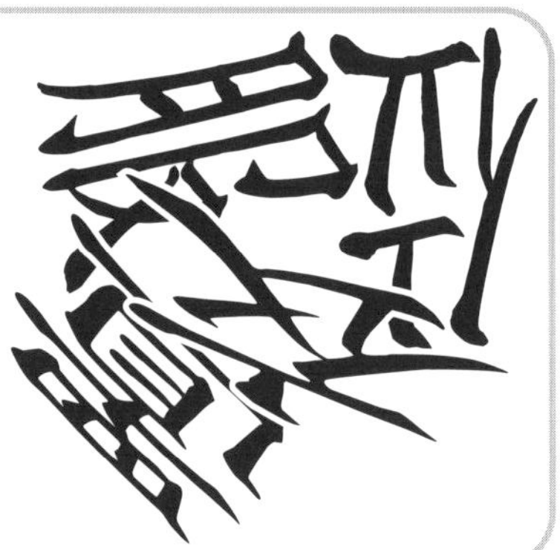

③

答え

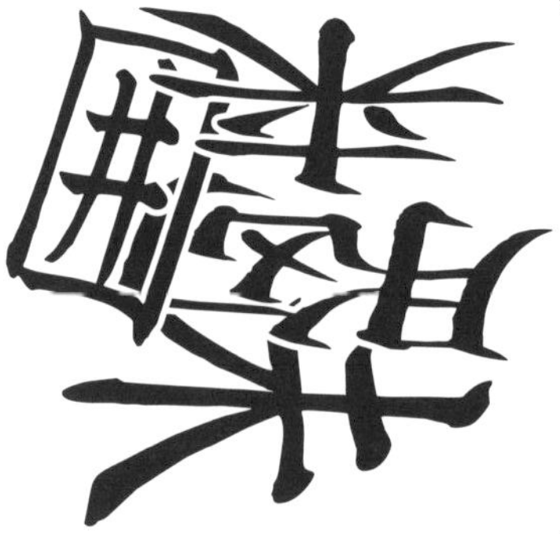

④

答え

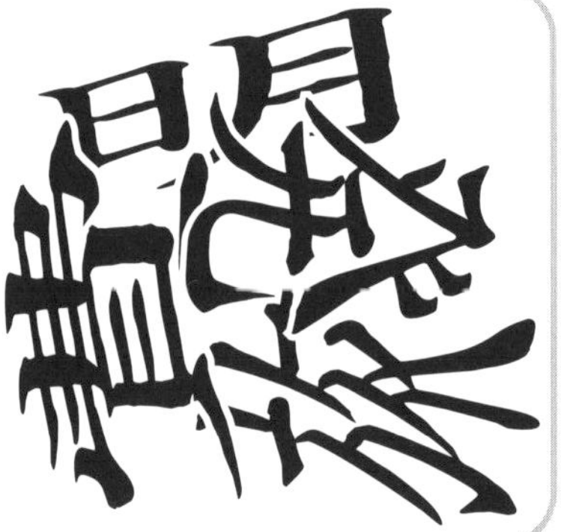

⑤

答え

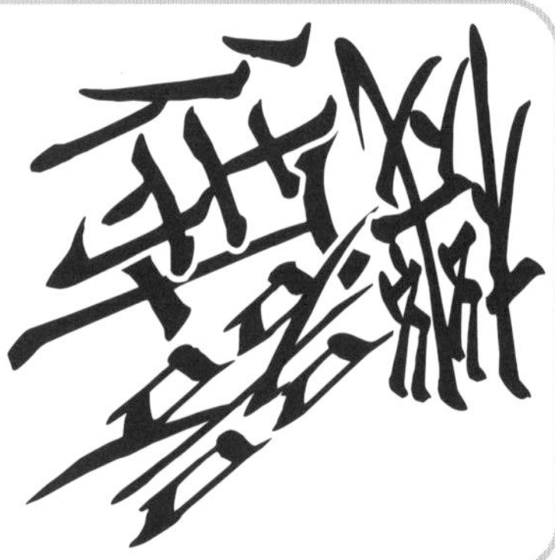

⑥

答え

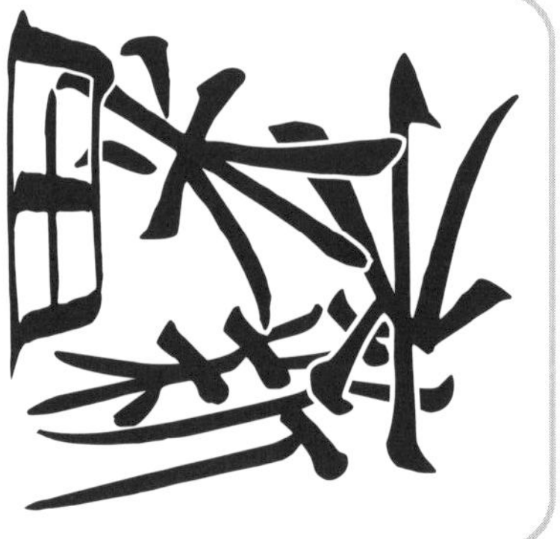

⑦

答え

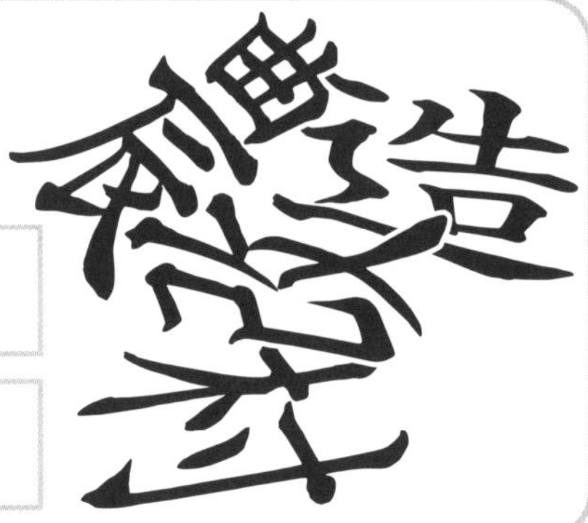

⑧

答え

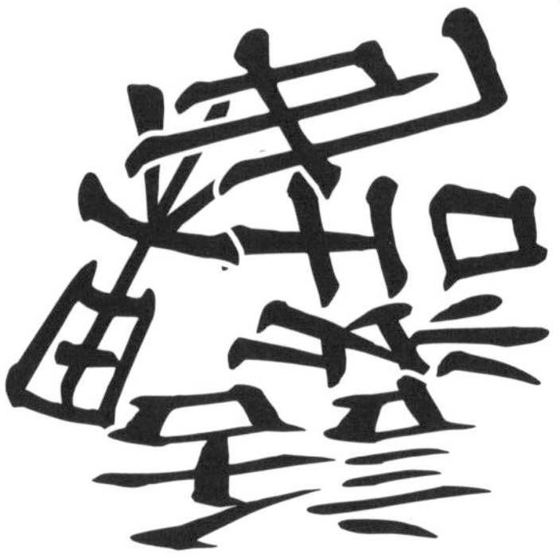

解答　❶中止・覚悟、❷位置・衣服、❸未来・胸囲、❹旅費・発明、❺土器・待機、❻水田・新米、❼改造・農村、❽世話・結果

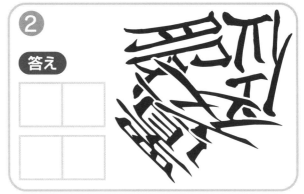

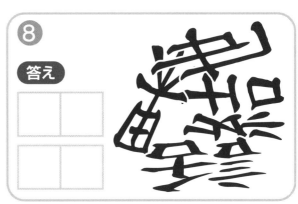

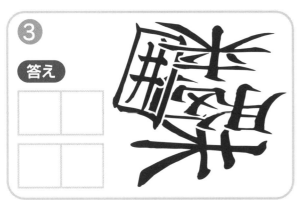

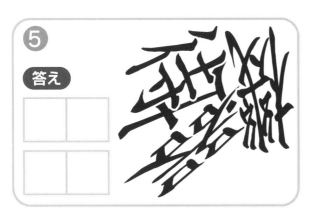

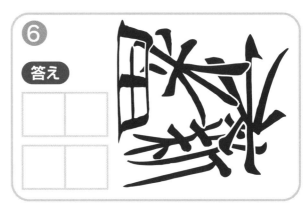

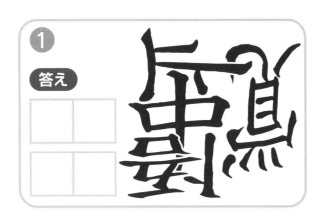

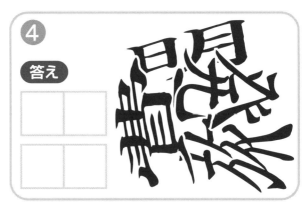

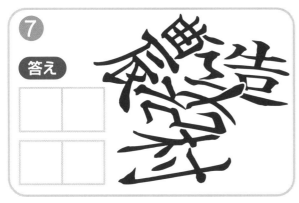

脳活ポイント

想起力と識別力を磨く

４つの漢字が、あたかも知恵の輪のように組み合わさっているので、それを解きほぐす識別力と、新たに組み合わせて二字熟語を考える想起力や発想力が同時に鍛えられます。

目標時間

50代まで	60代	70代以上
15分	20分	25分

正答数　／16問　かかった時間　分

⑨

答え

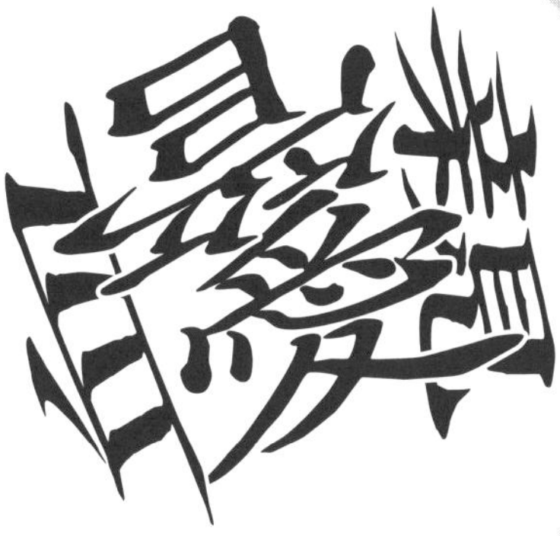

⑩

答え

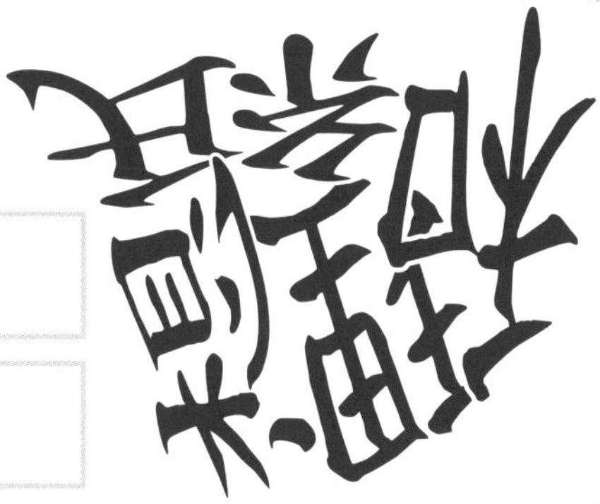

⑪

答え

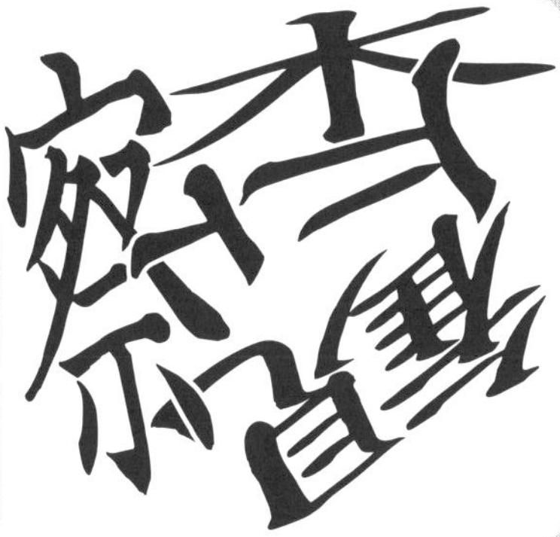

⑫

答え

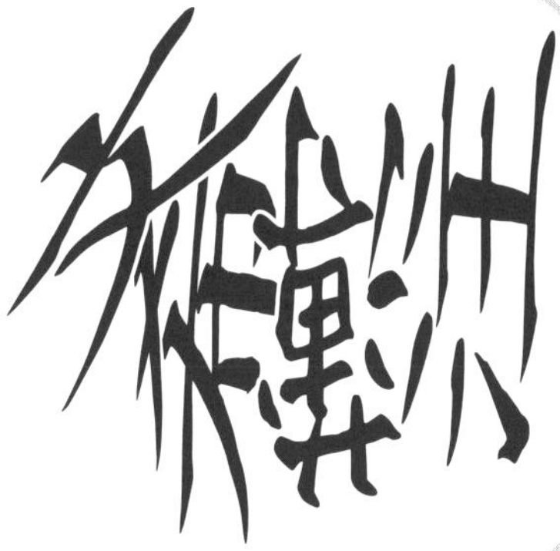

⑬

答え

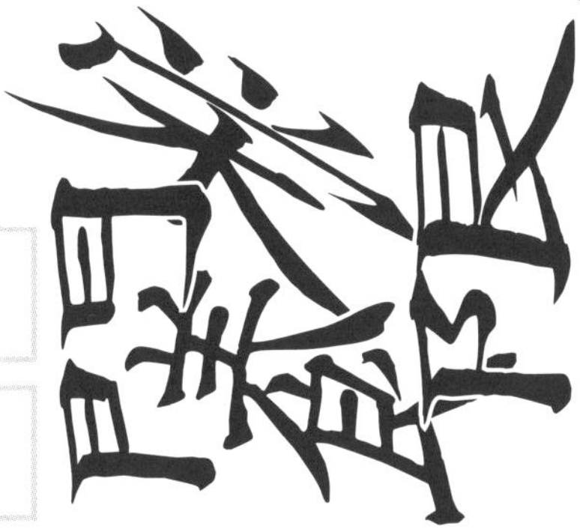

⑭

答え

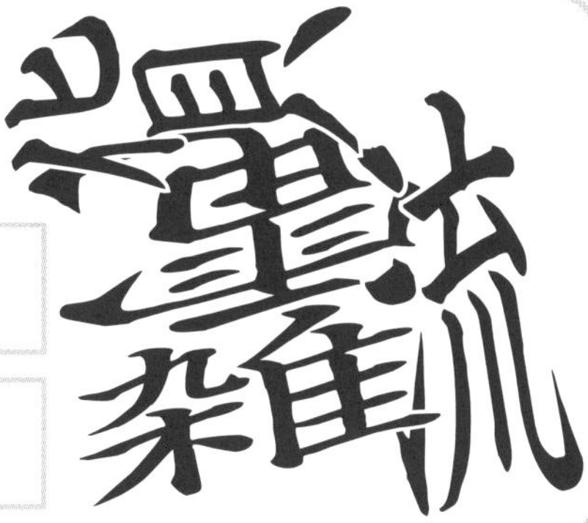

⑮

答え

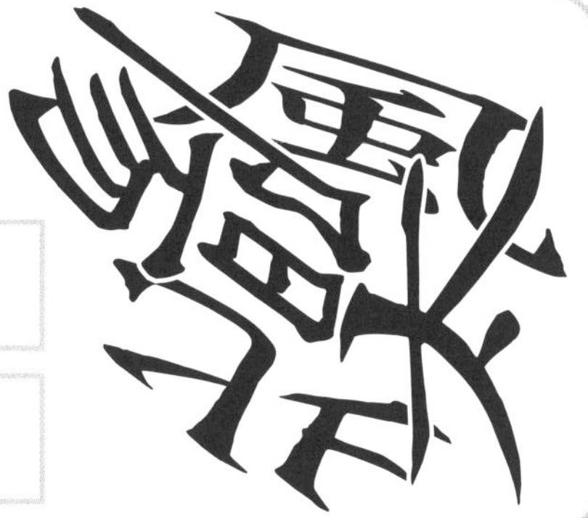

⑯

答え

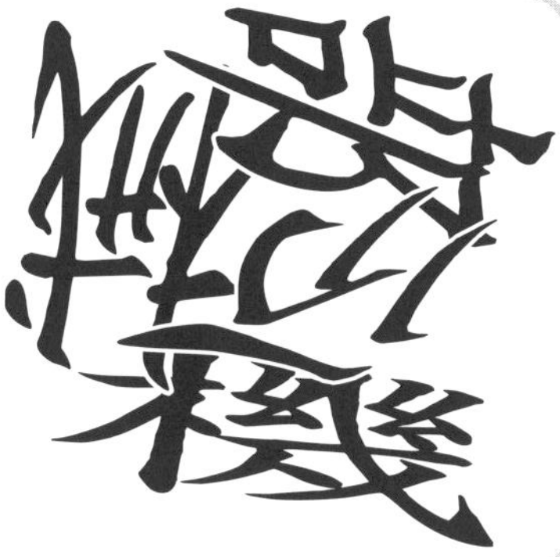

解答　⑨親愛・血管、⑩和紙・理想、⑪観察・木立、⑫希薄・注文、⑬栄養・門限、⑭電流・雑貨、⑮太陽・北風、⑯機械・部分

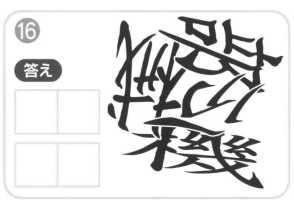

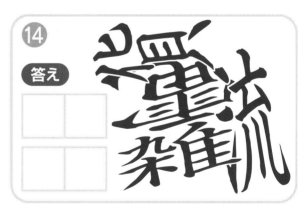

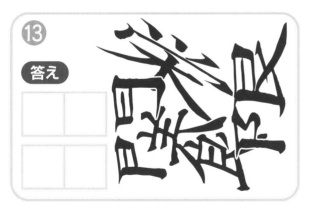

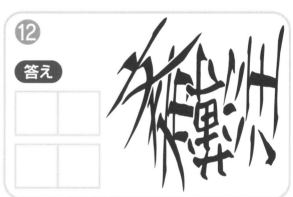

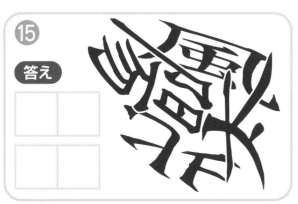

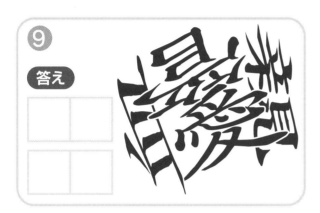

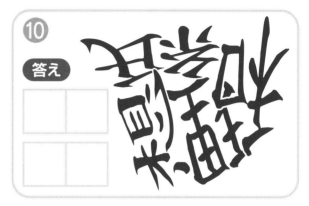

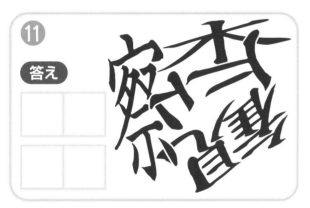

17日目 漢字格言探し

実践日　月　日

難易度3 ★★★☆☆

各問、格言や慣用句、ことわざが並んでいます。空欄の□に当てはまる正しい漢字１字をヒントの２字から選んで書いてください。意味などが思い出せないときは、辞書で調べてみましょう。

1. 敗□の将は兵を語らず　ヒント 軍 戦
2. 人生□露の如し　ヒント 朝 夜
3. □すれば鈍する　ヒント 瀕 貧
4. 同□相憐れむ　ヒント 病 僚
5. □え湯を飲まされる　ヒント 替 煮
6. 覆水盆に□らず　ヒント 返 帰
7. 竹□の友　ヒント 輪 馬
8. □家の宝刀　ヒント 伝 殿
9. 七転び八□き　ヒント 置 起
10. 昔□った杵柄　ヒント 採 取
11. 身から出た□　ヒント 埃 錆
12. 釈迦に□法　ヒント 仏 説
13. 義を□てせざるは勇なきなり　ヒント 見 得
14. 十で神童 十五で□子 二十歳すぎれば只の人　ヒント 天 才
15. □年のことを言えば鬼が笑う　ヒント 去 来
16. 犬は□日飼えば三年恩を忘れぬ　ヒント 一 三

解答 1軍、2朝、3貧、4病、5煮、6返、7馬、8伝、9起、10取、11錆、12説、13見、14才、15来、16三

脳活ポイント

注意力や想起力を育む

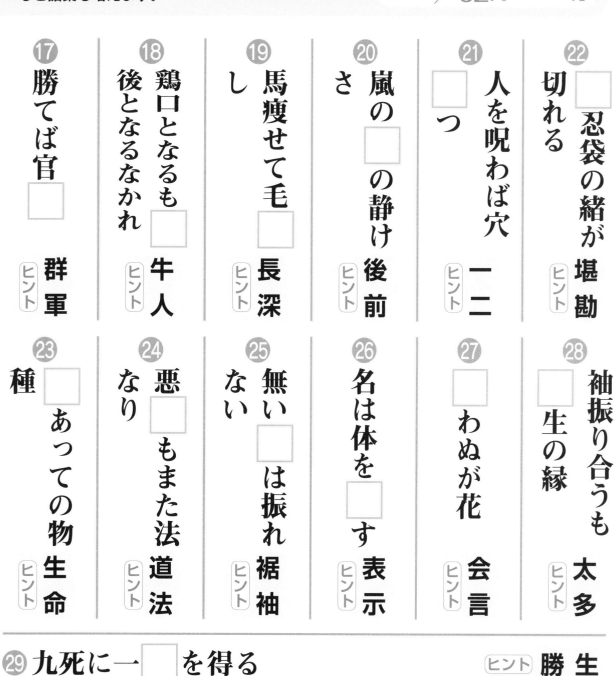

漢字を選ぶ注意力・識別力や、正確な格言・慣用句・ことわざを思い出す想起力が鍛えられると考えられます。なお、知らない格言や慣用句があったら辞書で調べると語彙も増えます。

目標時間

50代まで	60代	70代以上
10分	15分	20分

正答数　／32問　かかった時間　分

⑰ 勝てば官□　ヒント 群 軍

⑱ 鶏口となるも□後となるなかれ　ヒント 牛 人

⑲ 馬痩せて毛□し　ヒント 長 深

⑳ 嵐の□の静けさ　ヒント 後 前

㉑ 人を呪わば穴□つ　ヒント 一 二

㉒ □忍袋の緒が切れる　ヒント 堪 勘

㉓ □あっての物種　ヒント 生 命

㉔ 悪□もまた法なり　ヒント 道 法

㉕ 無い□は振れない　ヒント 裾 袖

㉖ 名は体を□す　ヒント 表 示

㉗ □わぬが花　ヒント 会 言

㉘ 袖振り合うも□生の縁　ヒント 太 多

㉙ 九死に一□を得る　ヒント 勝 生

㉚ 冬来たりなば□遠からじ　ヒント 秋 春

㉛ 親□う心にまさる親心　ヒント 慕 思

㉜ 重箱の隅を□枝でほじる　ヒント 揚 楊

解答 ⑰軍、⑱牛、⑲長、⑳前、㉑二、㉒堪、㉓命、㉔法、㉕袖、㉖表、㉗言、㉘多、㉙生、㉚春、㉛思、㉜楊

18日目 並べ替えW熟語探し

実践日

月　日

難易度3★★★☆☆

各問のカタカナを使って２種類の二字熟語の読み仮名を作り、リスト内の漢字でその２つの二字熟語を作ってください。問題はA～Dに分かれています。小文字と大文字の区別はありません。答えは順不同です。

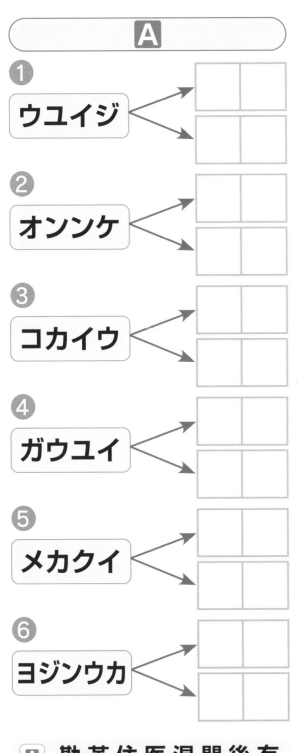

A

1 ウユイジ

2 オンンケ

3 コカイウ

4 ガウユイ

5 メカクイ

6 ヨジンウカ

Aのリスト

勘革住医温開後有
健情獣港害悔移穏
外命明検確感遊定

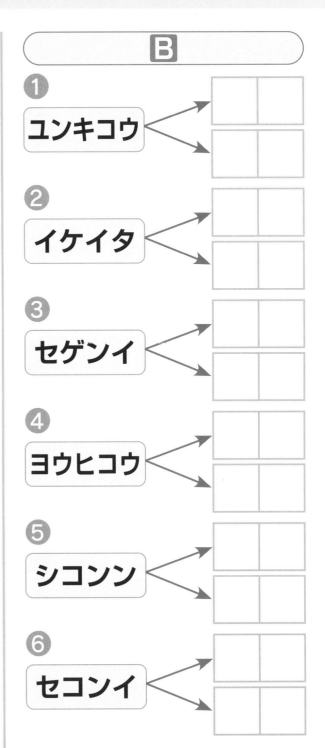

B

1 ユンキコウ

2 イケイタ

3 セゲンイ

4 ヨウヒコウ

5 シコンン

6 セコンイ

Bのリスト

成魂親婚標厳根窮
系帯限正困好携制
評高新懇精混体球

解答
A ①移住・獣医、②検温・穏健、③開港・後悔、④有害・外遊、⑤革命・明確、⑥勘定・情感
B ①球根・困窮、②体系・携帯、③制限・厳正、④好評・標高、⑤新婚・懇親、⑥精魂・混成

脳活ポイント

認知力や思考力を磨く！

２種類の異なる熟語を作るさい、脳の言語中枢が刺激され、語彙力や注意力、認知力のアップが期待できます。また、思考力や判断力を鍛える訓練にもなると考えられます。

目標時間

50代まで	60代	70代以上
20分	25分	30分

正答数 ／24問　かかった時間 分

C

❶ ゲインカ
❷ カツイウ
❸ ユカンシウ
❹ キイカ
❺ ウコヨキウ
❻ ドヨウキ

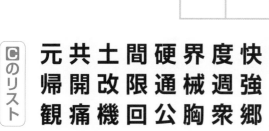

Cのリスト
元 共 土 間 硬 界 度 快
帰 開 改 限 通 械 週 強
観 痛 機 回 公 胸 衆 郷

D

❶ キフウヨ
❷ ゲザイン
❸ ンサゲク
❹ コケイウ
❺ ジケヤン
❻ ンコキウ

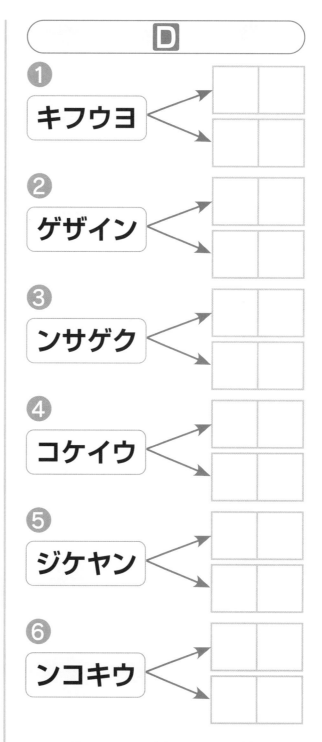

Dのリスト
賢 邪 作 削 怖 継 在 布
郊 教 恐 財 現 傾 源 減
抗 向 後 原 険 者 菌 近

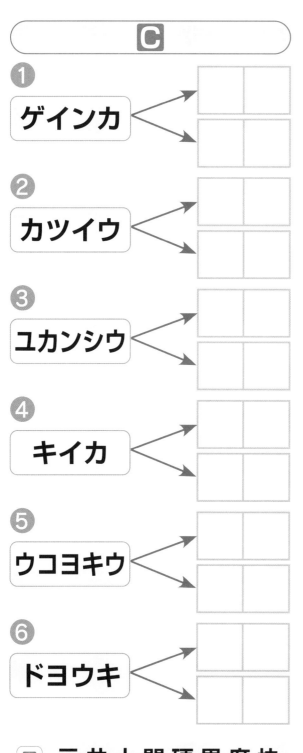

解答
C ❶改元・限界、❷痛快・開通、❸週間・観衆、❹機械・回帰、❺公共・強硬、❻郷土・度胸
D ❶布教・恐怖、❷財源・現在、❸原作・削減、❹傾向・後継、❺邪険・賢者、❻抗菌・近郊

19日目 漢字熟語しりとり

実践日
月　日

難易度④★★★★☆

7つの漢字を使い、二字熟語をしりとりで作ります。できた二字熟語の右側の漢字が、次の二字熟語の左側の漢字になります。答えの最初と最後の漢字は1度しか使いません。うまくつながるように埋めてください。

①　接 感 柄 触 隣 銘 近

近□▶□□▶□□▶
□□▶□□▶□□

⑤　効 先 帳 有 手 占 率

□□▶□□▶効□▶
□□▶□□▶□□

②　日 肩 景 元 光 路 身

路□▶□□▶□□▶
□□▶□□▶□□

⑥　過 主 敬 通 亭 流 失

□□▶□□▶流□▶
□□▶□□▶□□

③　泉 源 著 物 顕 名 資

顕□▶□□▶□□▶
□□▶□□▶□□

⑦　提 目 火 境 前 県 灯

□□▶□□▶目□▶
□□▶□□▶□□

④　入 闘 引 力 索 牛 導

索□▶□□▶□□▶
□□▶□□▶□□

⑧　気 陽 園 骨 鉄 太 楽

□□▶□□▶太□▶
□□▶□□▶□□

解答

①近隣→隣接→接触→触感→感銘→銘柄、③顕著→著名→名物→物資→資源→源泉、⑤占有→有効→効率→率先→先手→手帳、⑦県境→境目→目前→前提→提灯→灯火、②路肩→肩身→身元→元日→日光→光景、④索引→引導→導入→入力→力闘→闘牛、⑥亭主→主流→流通→通過→過失→失敬、⑧鉄骨→骨太→太陽→陽気→気楽→楽園

脳活ポイント

言語中枢を一段と磨く！

熟語をしりとりのようにつなげて並べることで、言語中枢である側頭葉を活性化させる効果が期待できます。また、想起力と洞察力、情報処理力も大いに鍛えられます。

目標時間

50代まで	60代	70代以上
30分	45分	60分

正答数　／16問

かかった時間　分

⑨ 治復行療往興政

往□ ▶ □□ ▶ □□ ▶
□□ ▶ □□ ▶ □□

⑩ 持的参中目堅謀

目□ ▶ □□ ▶ □□ ▶
□□ ▶ □□ ▶ □□

⑪ 屋居脚失敷本候

失□ ▶ □□ ▶ □□ ▶
□□ ▶ □□ ▶ □□

⑫ 夏品明常薄上日

上□ ▶ □□ ▶ □□ ▶
□□ ▶ □□ ▶ □□

⑬ 文事味例珍鳥見

□□ ▶ □□ ▶ 見□ ▶
□□ ▶ □□ ▶ □□

⑭ 外材玄具関道心

□□ ▶ □□ ▶ 心□ ▶
□□ ▶ □□ ▶ □□

⑮ 給手供冊熊短子

□□ ▶ □□ ▶ 短□ ▶
□□ ▶ □□ ▶ □□

⑯ 役年者通現精表

□□ ▶ □□ ▶ 年□ ▶
□□ ▶ □□ ▶ □□

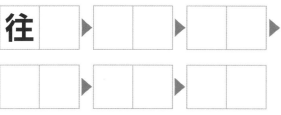

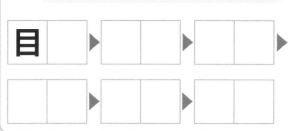

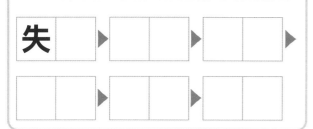

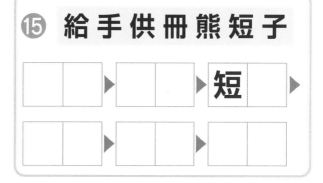

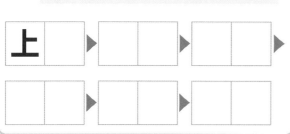

解答
⑨往復→復興→興行→行政→政治→治療、⑩目的→的中→中堅→堅持→持参→参謀、
⑪失脚→脚本→本屋→屋敷→敷居→居候、⑫上品→品薄→薄明→明日→日常→常夏、
⑬珍味→味見→見事→事例→例文→文鳥、⑭玄関→関心→心外→外道→道具→具材、
⑮熊手→手短→短冊→冊子→子供→供給、⑯精通→通年→年表→表現→現役→役者

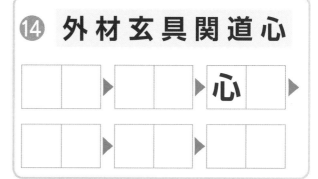

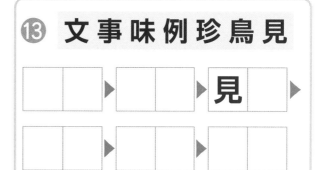

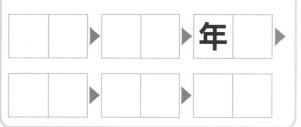

20日目 漢字ジグソー

実践日

月　日

難易度 4 ★★★★☆

１つの漢字を３つのピースに分けています。それぞれ組み合わせ、❶〜❸・❽〜❿は漢字１字、❹・❺・⓫・⓬は二字熟語、❻・❼・⓭・⓮は三字熟語で答えてください。ピースの外枠は太線で示されています。

❶
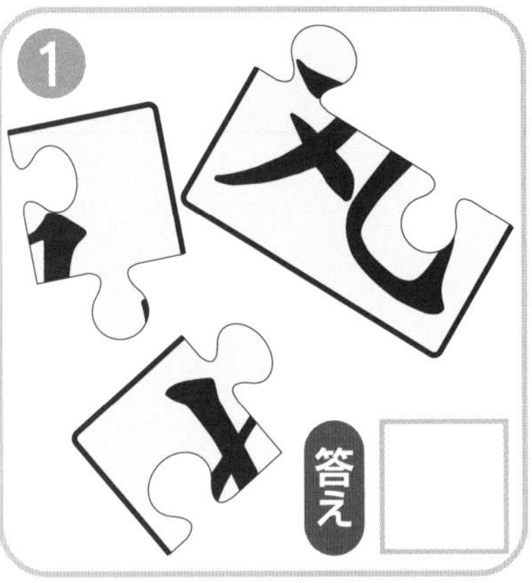
答え

❷
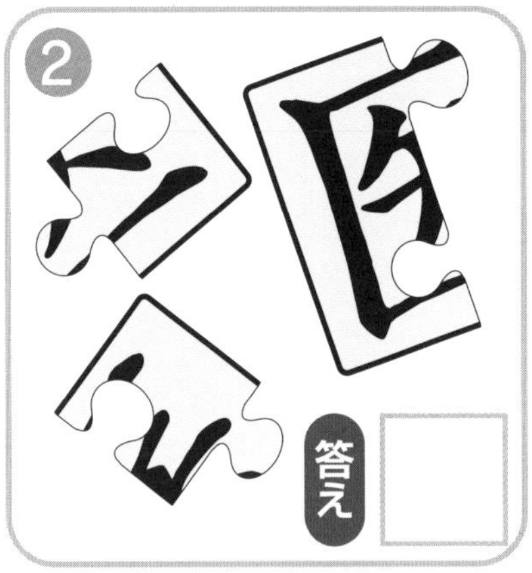
答え

❸
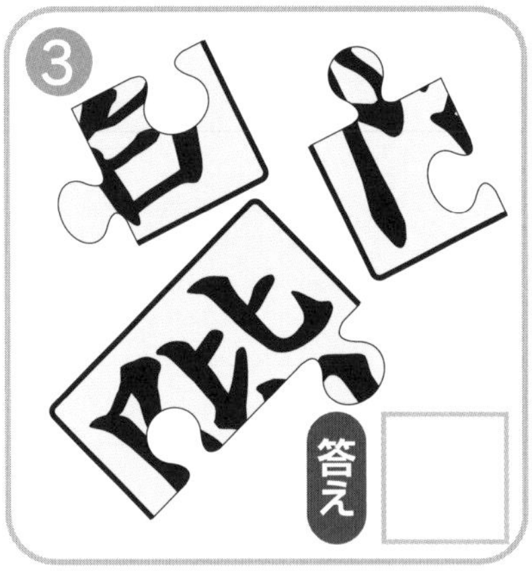
答え

❹
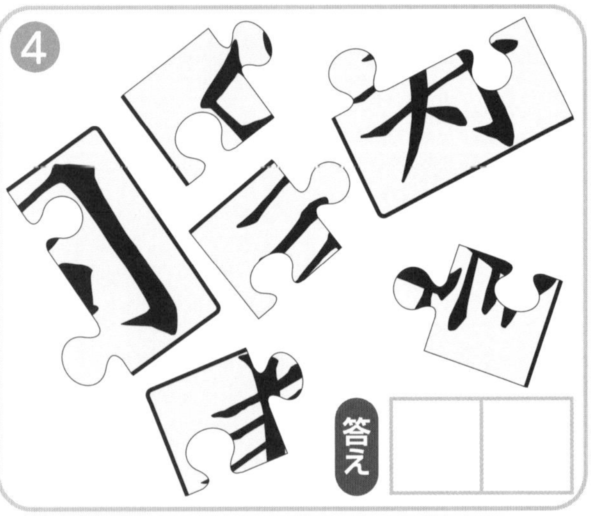
答え

❺
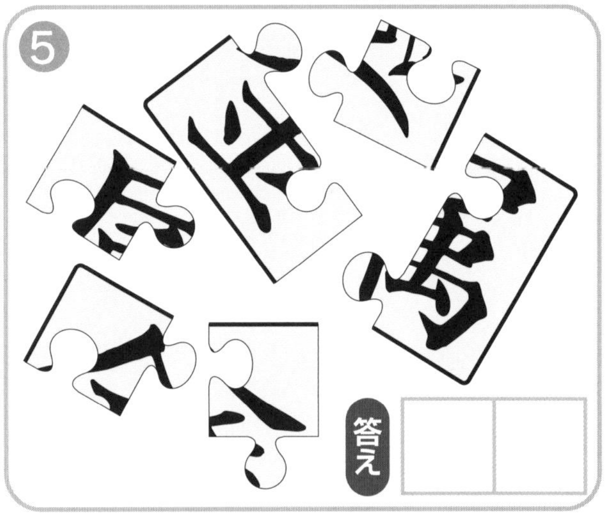
答え

❻
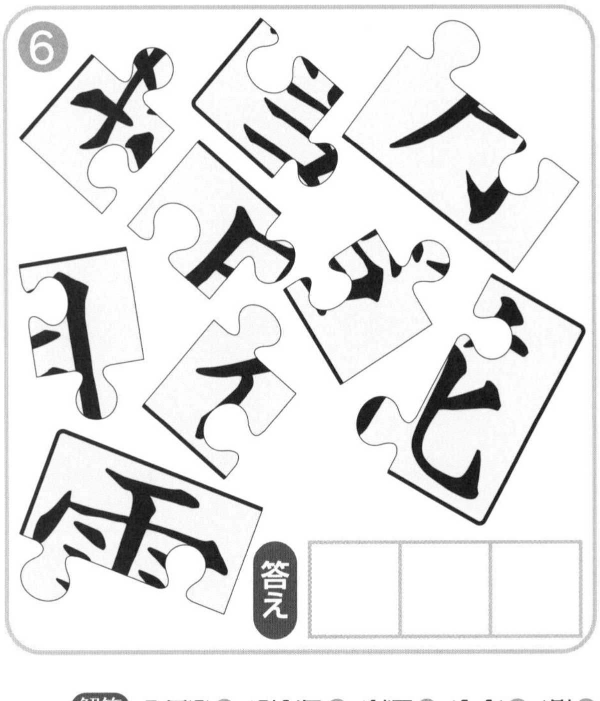
答え

❼
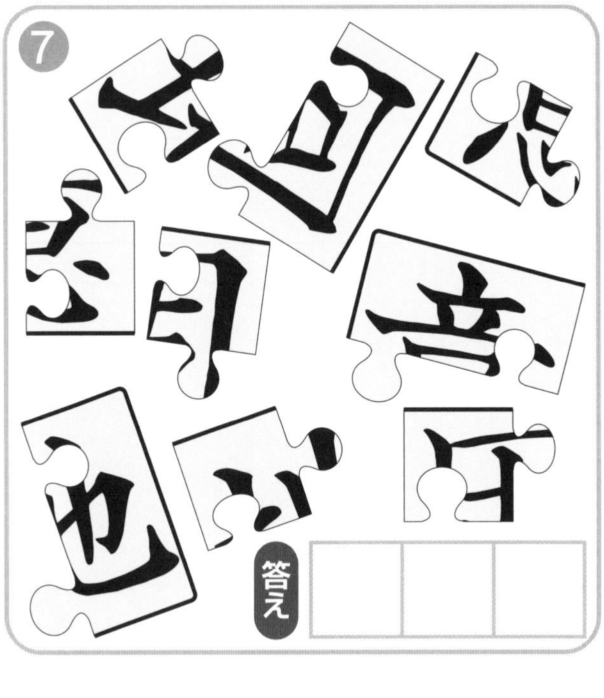
答え

解答 ❶丸、❷医、❸陽、❹寿司、❺金属、❻雪月花、❼意固地

脳活ポイント

直感力も漢字力も鍛える！

頭の中で完成図をイメージしたり、ピースの組み合わせを直感的に判断したりするため、イメージ力や直感力を担う右脳の活性化に役立つほか、想起力・判断力も養われます。

目標時間

50代まで	60代	70代以上
15分	20分	25分

正答数　／14問　　かかった時間　分

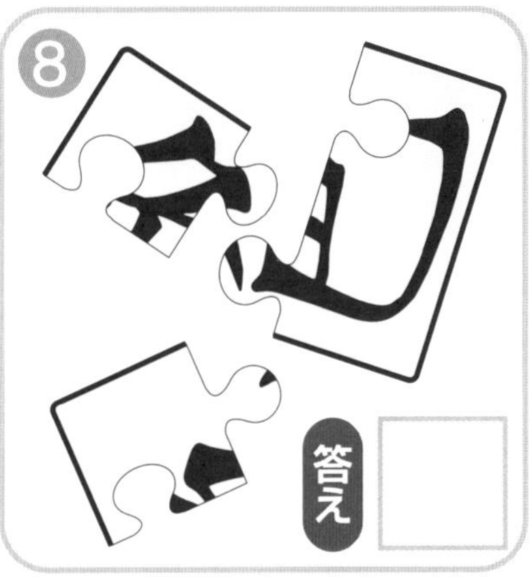

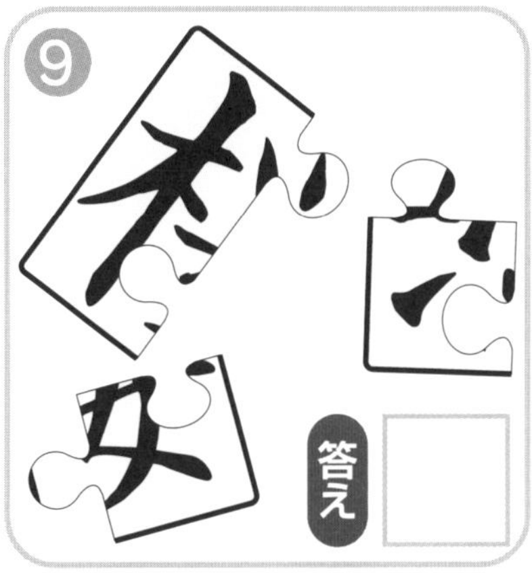

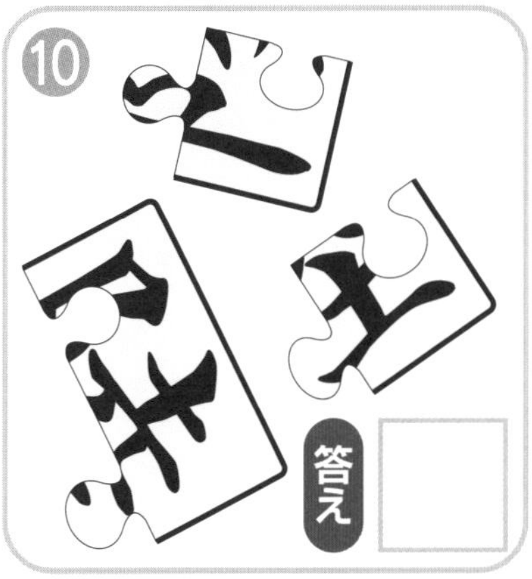

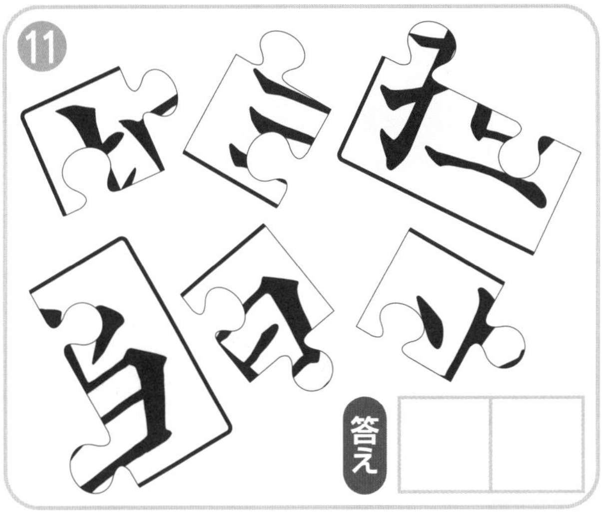

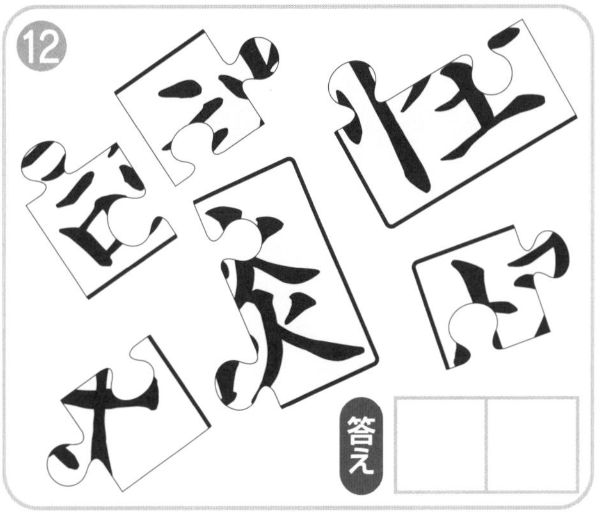

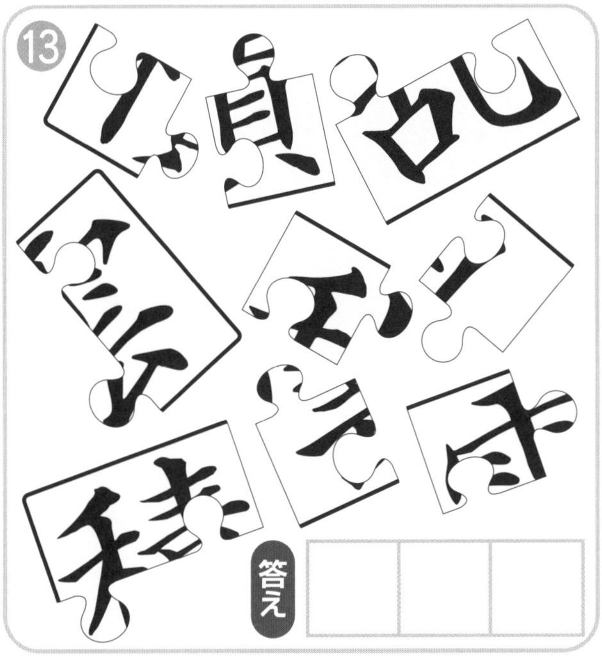

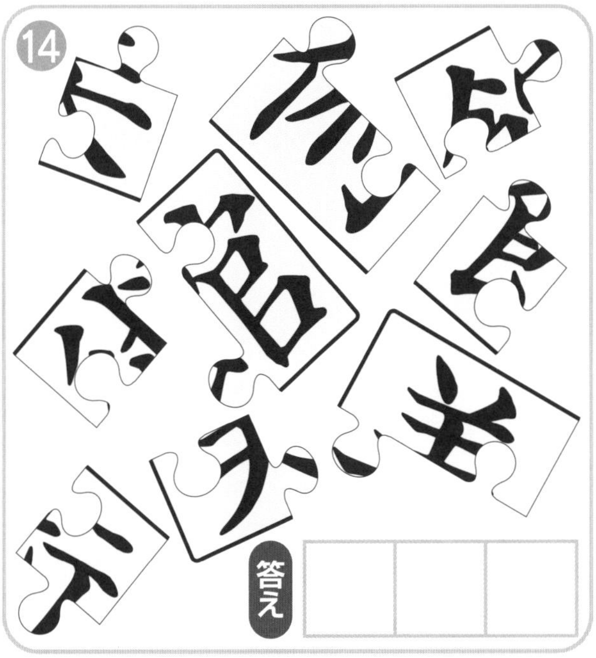

解答 ⑧色、⑨校、⑩陸、⑪担当、⑫怪談、⑬積乱雲、⑭美術館

21日目 漢字つなぎ二字熟語

実践日

月　日

難易度5★★★★★

各問、線でつながった２つの漢字が、提示されている読み方のうちの１つができる二字熟語になるよう、数字マスに漢字１字を入れてください。それぞれ、矢印方向に見たとき、二字熟語になるようにします。

❶

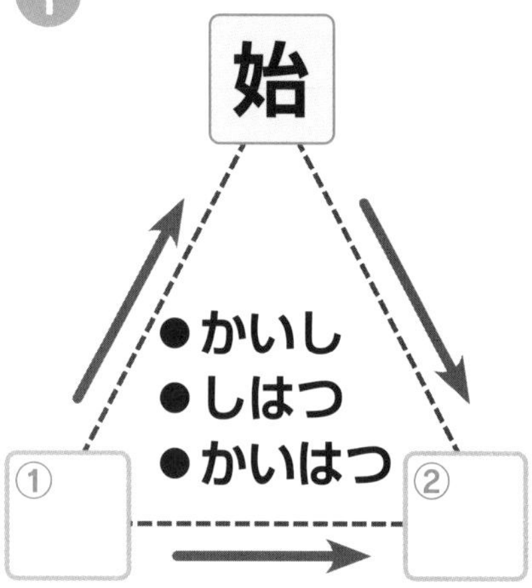

❷

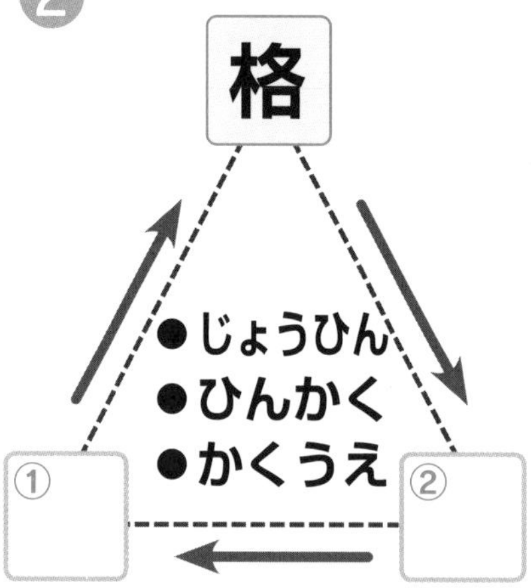

❸

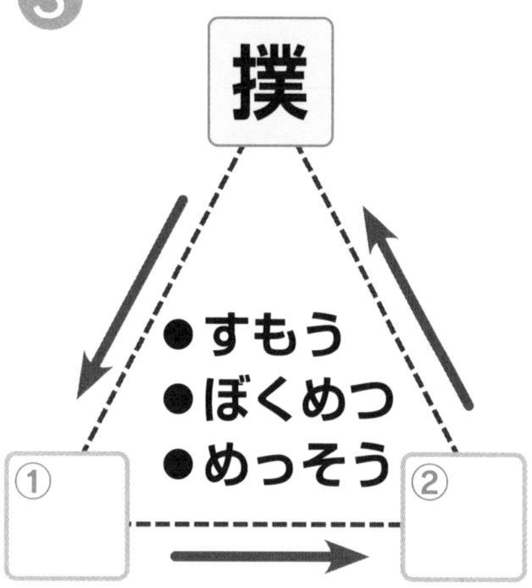

❹

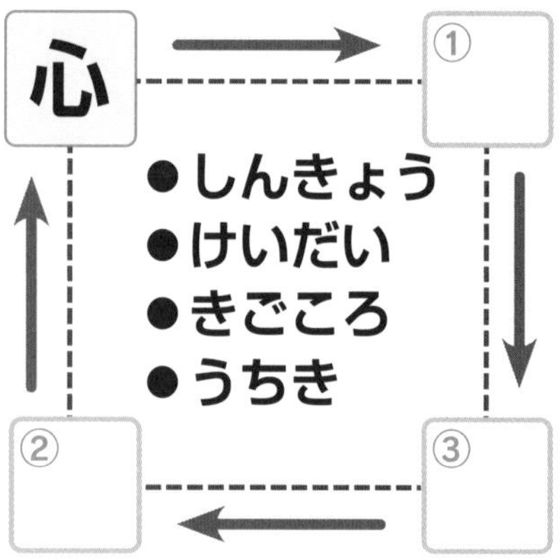

❺

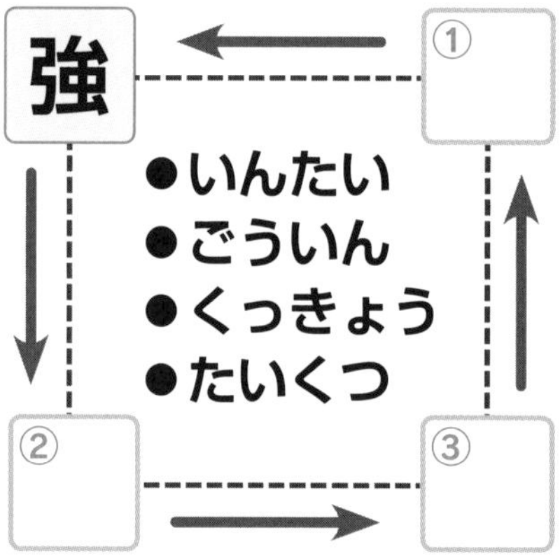

❻

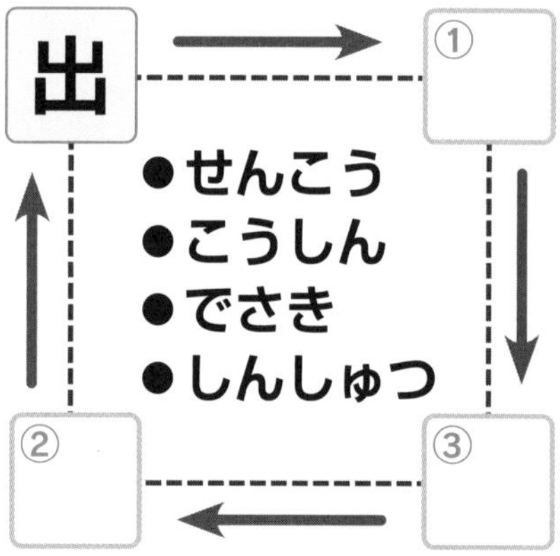

❼

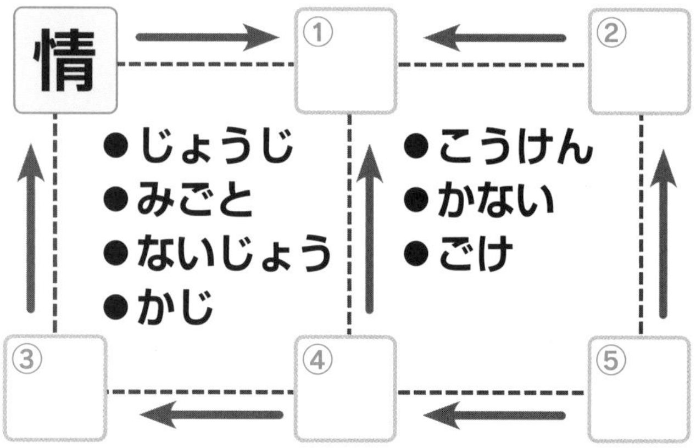

❽

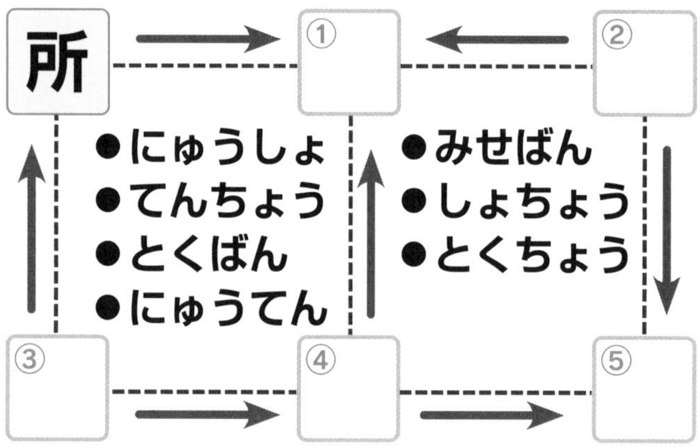

解答 ❶①開②発、❷①品②上、❸①滅②相、❹①境②気③内、❺①屈②引③退、❻①先②進③行、❼①事②見③内④家⑤後、❽①長②特③入④店⑤番

脳活ポイント

記憶力が達成感とともに強まる

マス1つ目の漢字とひらがなの読みを見比べながら熟語を思い出す問題で、記憶力が試されます。また、うまく当てはまって正解したときの達成感が、さらに脳を活性化します。

目標時間

50代まで	60代	70代以上
15分	20分	25分

正答数 ／16問

かかった時間 分

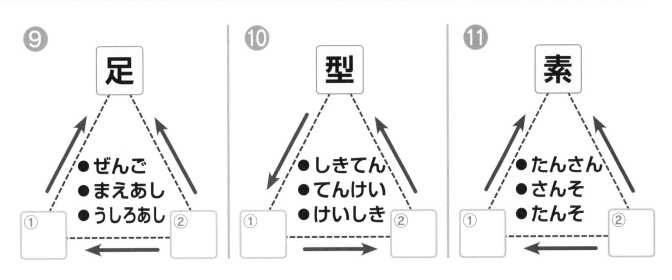

⑨ 足

- ぜんご
- まえあし
- うしろあし

① ②

⑩ 型

- しきてん
- てんけい
- けいしき

① ②

⑪ 素

- たんさん
- さんそ
- たんそ

① ②

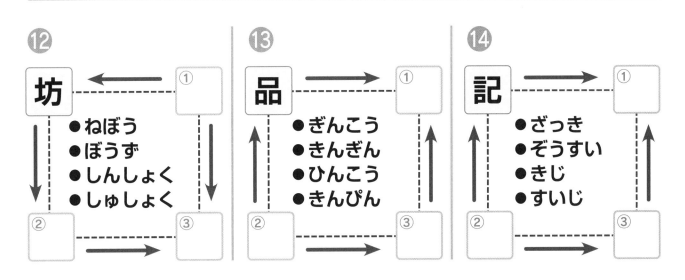

⑫ 坊

- ねぼう
- ぼうず
- しんしょく
- しゅしょく

① ② ③

⑬ 品

- ぎんこう
- きんぎん
- ひんこう
- きんぴん

① ② ③

⑭ 記

- ざっき
- ぞうすい
- きじ
- すいじ

① ② ③

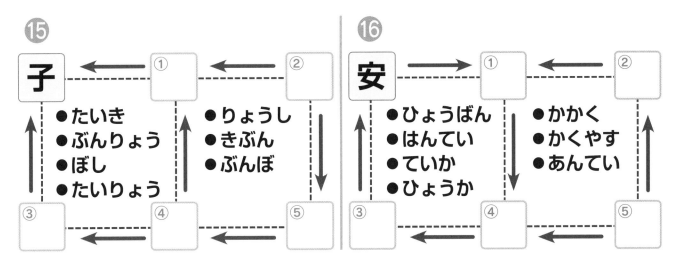

⑮ 子

- たいき
- ぶんりょう
- ぼし
- たいりょう
- りょうし
- きぶん
- ぶんぼ

① ② ③ ④ ⑤

⑯ 安

- ひょうばん
- はんてい
- ていか
- ひょうか
- かかく
- かくやす
- あんてい

① ② ③ ④ ⑤

解答 ⑨①後②前、⑩①式②典、⑪①酸②炭、⑫①寝②主③食、⑬①行②金③銀、⑭①事②雑③炊、⑮①重②大③母④分⑤気、⑯①定②判③格④価⑤評

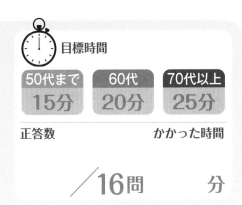

22日目 同音異義語見分け

実践日

月　日

難易度5★★★★★

各問の□□部分には、同じ読み方の二字熟語が入ります。□に漢字を入れて、文意に合った熟語を作ってください。読み方はひらがなで記してあります。ヒントが記された文章もあります。

❶ かいてい

①□訂版の辞書を購入した

②年金制度が□□された

③潜水艦で□□を探索する

❷ きょうい

①健康診断で□□を測定する

②大自然の□□

③ライバルの存在は脅□だ

❸ しこう

①□□錯誤を重ねる

②上昇□□が強い

③冷静に□考を重ねる

❹ せいさく

①彫刻を□□する

②商品を共同で□□する

③景気をよくする経済□策

❺ かんしょう

①美術品を□□する

②他人の人生に□□するな

③桜の花を□□する

④この音楽は感□的だ

❻ きせい

①混雑で入場が□□された

②実家に□□する

③□□虫が見つかった

④□成事実を作り上げる

❼ しじ

①私□で忙しい

②仕事の□□が出た

③有権者の□□を得る

④華道家に□□している

❽ せんゆう

①ここは私が□□している

②家の□□面積が狭い

③切磋琢磨した□□だ

④□憂後楽の精神

解答 ❶①改訂②改定③海底、❷①胸囲②驚異③脅威、❸①試行②志向③思考、❹①制作②製作③政策、❺①鑑賞②干渉③観賞④感傷、❻①規制②帰省③寄生④既成、❼①私事②指示③支持④師事、❽①占有②専有③戦友④先憂

脳活ポイント

直感力が徐々に磨かれていく

同音異義語がどの文章にしっくりくるかを、素早く判断してみましょう。問題を解くに従って、直感力が判断力とともに磨かれていきます。曖昧に覚えていた熟語は、このさい覚えてしまいましょう。

目標時間

50代まで	60代	70代以上
30分	40分	50分

正答数　／56問

かかった時間　分

⑨ かき

① 公園内は□□厳禁

② 詳細は 下 □のとおり

③ 塾の□□講習

⑩ きょうそう

① 市場での□□力

② 障害物□□

③ 滋養□ 壮 に効果がある

⑪ しめい

① 代理人を□□する

② 住所や□□を記入する

③ 自らの□ 命 を果たす

⑫ しょうか

① 文部省 唱 □を歌う

② 彼の家は代々続く□□だ

③ □□器を設置する

⑬ きかい

① 建設□□を設計する

② 絶好の□□を逃す

③ □□体操の練習をする

④ □ 怪 な出来事があった

⑭ こうい

① 不正□□は厳禁です

② 友人に□□を抱く

③ 上司の□□に感謝する

④ 病気の生徒を□ 医 が診る

⑮ じたい

① 存在□□が奇跡です

② 予期せぬ□□に遭遇した

③ 一身上の都合で□□した

④ この□ 体 は読みやすい

⑯ たいしょう

① この図形は左右□□だ

② 父母を□□に会合を開く

③ 山本五十六は海軍 大 □

④ 明治、□□、昭和

解答

⑨①火気②下記③夏期、⑩①競争②競走③強壮、⑪①指名②氏名③使命、

⑫①唱歌②商家③消火、⑬①機械②機会③器械④奇怪、⑭①行為②好意③厚意④校医、

⑮①自体②事態③辞退④字体、⑯①対称②対象③大将④大正

23日目 熟語ピタリパズル

実践日

月　　日

難易度③★★★☆☆

各問の熟語には、同じ漢字がいくつか使われています。その漢字を組み合わせて熟語を縦横に並べ、枠内にピタリ収めてください。同じ漢字でも組み合わないものもあります。黒マスは漢字が入りません。

①

指導員
逆指名
職員室

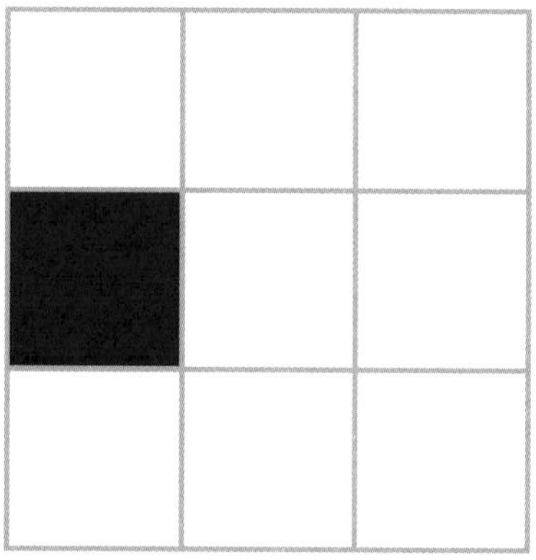

②

日記帳
表玄関
日程表

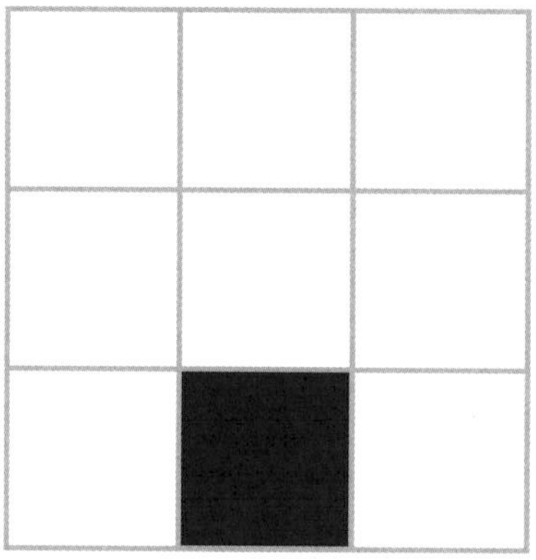

③

未成年
光合成
不合格

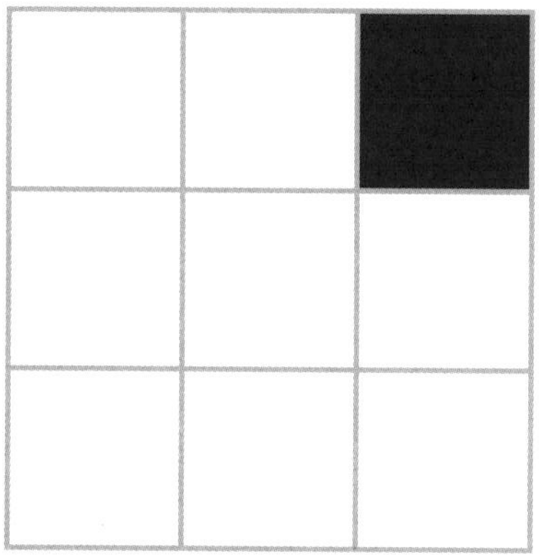

④

絶好調
破魔矢
既成事実
好事多魔

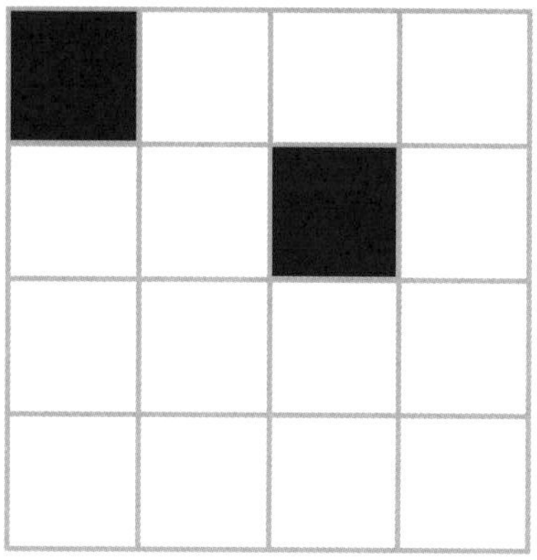

⑤

老夫婦
加工食品
注意義務
創意工夫

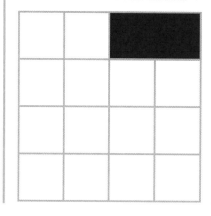

⑥

全国一位
完全無欠
無為無策
唯一無二

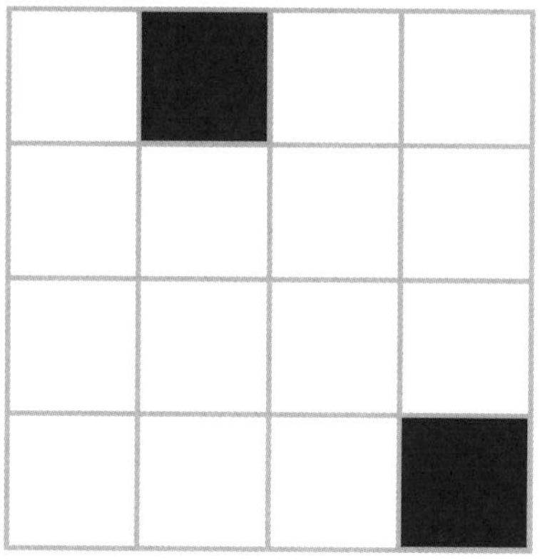

脳活ポイント

悩むほど思考力が鍛えられる

どの漢字がつなげられるか、つなげてからうまくマス内に収まるかを考えます。試行錯誤するほど思考力が鍛えられます。ちなみに、マスはすべて埋まるのではなく、空欄も出ます。

目標時間

50代まで	60代	70代以上
15分	25分	30分

正答数 ／12問

かかった時間 分

⑦

正反対
急反発
初対面

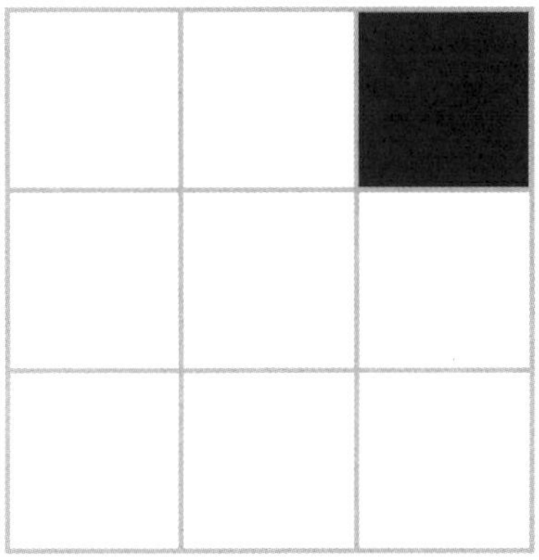

⑧

計算式
柱時計
金婚式

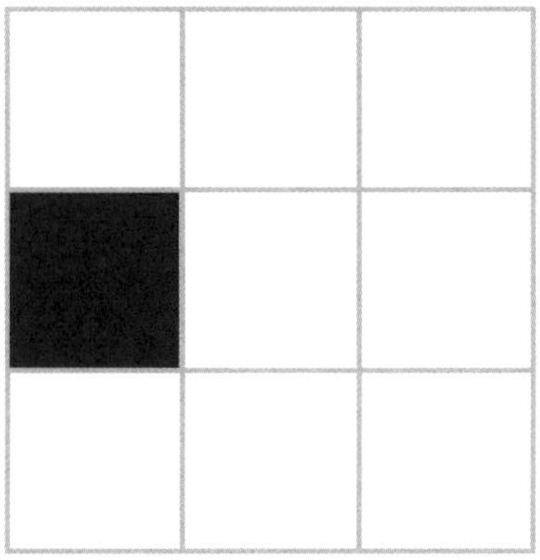

⑨

演技派
演芸場
派出所

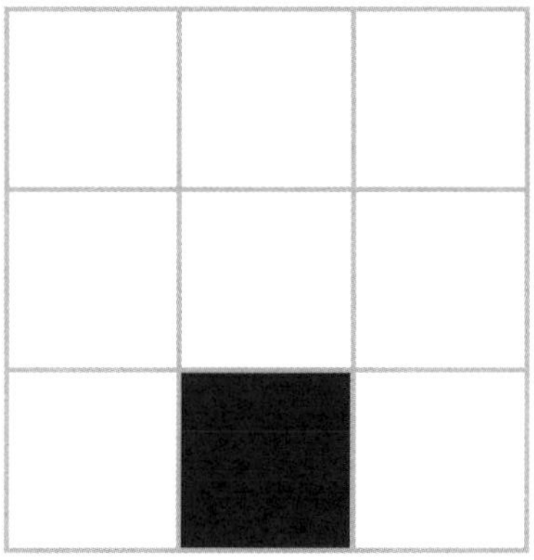

⑩

羽子板
鬼子母神
出羽三山
神出鬼没

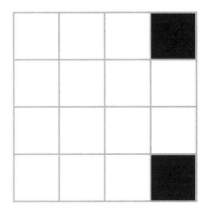

⑪

寺子屋
最終回
子供部屋
一部始終

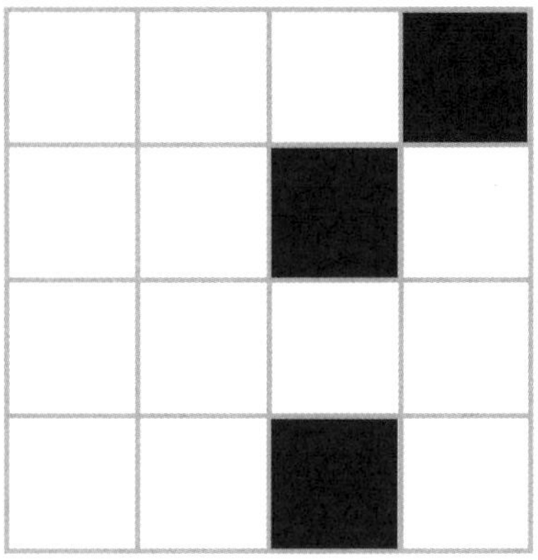

⑫

闘争心
陸上競技
過当競争
給食当番

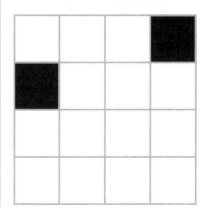

※解答は86ページをご覧ください

24日目 二字熟語足し算

実践日

月　日

難易度4★★★★☆

問題の各マスには、ある二字熟語を構成する漢字がバラバラに分割されて書かれています。それらを足し算のように頭の中で組み合わせ、でき上がる二字熟語を解答欄に書いてください。

❶ 田 + 亠 + 釆 + 父 = □□

❷ 亩 + 会 + 凵 + 糸 = □□

❸ 日 + 必 + 禾 + 聿 = □□

❹ 至 + 阝 + 尸 + 音 = □□

❺ 刂 + 口 + 豦 + 寸 = □□

❻ 水 + 直 + 糸 + 白 + 乚 = □□

❼ ラ + 言 + 亻 + 人 + 心 = □□

❽ 頁 + 王 + 月 + 原 + 亡 = □□

❾ 比 + 隹 + 氵 + 木 + 日 + 九 = □□

解答 ❶交番、❷絵画、❸秘書、❹部屋、❺劇団、❻直線、❼信念、❽願望、❾混雑

脳活ポイント

注意力が冴えわたる

バラバラになった漢字の偏やつくりからもとの字を推理して熟語にするには、集中力に加えて細かな注意力が必要になります。くり返して問題を解けば、うっかりミスが少なくなっていくでしょう。

目標時間

50代まで	60代	70代以上
15分	20分	25分

正答数　／18問

かかった時間　分

⑩

十 ＋ 与 ＋ 具 ＋ 冖 ＝ □□

⑪

儿 ＋ 月 ＋ 生 ＋ 券 ＝ □□

⑫

僉 ＋ 糸 ＋ 木 ＋ 士 ＝ □□

⑬

木 ＋ 牛 ＋ 夂 ＋ 亻 ＝ □□

⑭

辶 ＋ 夬 ＋ 商 ＋ 忄 ＝ □□

⑮

日 ＋ 貝 ＋ 月 ＋ 所 ＋ ヒ ＝ □□

⑯

水 ＋ 氵 ＋ 皿 ＋ 白 ＋ 日 ＝ □□

⑰

央 ＋ 五 ＋ 艹 ＋ 言 ＋ 口 ＝ □□

⑱

木 ＋ ヨ ＋ 艹 ＋ 糸 ＋ 氺 ＋ 人 ＝ □□

解答　⑩写真、⑪先勝、⑫検索、⑬条件、⑭快適、⑮脂質、⑯温泉、⑰英語、⑱緑茶

25日目 漢字ピックアップ

実践日

月　日

難易度④★★★★☆

各問、3×3マスの中に漢字が1字ずつ入っていて、全部で9つの漢字が提示されています。この漢字を指定された個数分拾い上げ、上に示されているテーマに沿った名前や言葉を解答欄に書いてください。

直木賞を受賞した作家名

① 5文字

正	芽	今
伝	太	池
波	仲	郎

答え

② 4文字

末	辺	崎
山	子	才
豊	必	夫

答え

③ 4文字

田	良	子
連	水	向
邦	美	座

答え

体の部位名

④ 5文字

腿	液	筋
移	頭	大
四	可	圧

答え

⑤ 3文字

桜	節	格
慣	快	股
関	規	眼

答え

⑥ 3文字

久	肩	個
経	込	骨
甲	義	境

答え

北陸地方の名所

⑦ 4文字

部	山	谷
銀	耕	鉱
峡	赤	黒

答え

⑧ 3文字

志	坊	財
林	支	東
尋	糸	海

答え

⑨ 3文字

六	三	青
枝	園	兼
舎	江	大

答え

解答 ①池波正太郎、②山崎豊子、③向田邦子、④大腿四頭筋、⑤股関節、⑥肩甲骨、⑦黒部峡谷、⑧東尋坊、⑨兼六園

脳活ポイント

目で見る力と記憶力を養う

各問にある９つの漢字から答えに使う漢字を見極めなければならないため、目で見る力や記憶力が養われます。また、テーマから連想して思い出す力も鍛えられると考えられます。

目標時間

50代まで	60代	70代以上
15分	20分	25分

正答数 ／18問

かかった時間 分

乗り物名

⑩ 5文字

気	児	車
望	関	蒸
材	機	菜

答え

⑪ 3文字

線	弱	結
幹	飛	好
試	建	新

答え

⑫ 3文字

形	極	覚
械	記	生
船	森	屋

答え

国の行政機関名

⑬ 5文字

省	文	算
数	学	様
部	予	科

答え

⑭ 3文字

印	庁	加
位	案	復
興	果	緑

答え

⑮ 3文字

願	希	閣
府	議	競
管	内	形

答え

冬に多発しやすい体の不調名

⑯ 3文字

痛	火	花
黒	節	玉
寒	細	関

答え

⑰ 3文字

清	飲	常
通	炎	胃
腸	菌	吐

答え

⑱ 3文字

燥	間	血
骨	片	肌
口	乾	種

答え

解答 ⑩蒸気機関車、⑪新幹線、⑫屋形船、⑬文部科学省、⑭復興庁、⑮内閣府、⑯関節痛、⑰胃腸炎、⑱乾燥肌

26日目 数字つなぎ三字熟語

実践日

月　日

難易度❸★★★☆☆

１の★印から２の●印、３の●印というように各数字の印を順序よく線でつなぐと現れる３文字の漢字を使ってできる熟語を答えてください。最後の数字の印は☆です。最後まで線を引かなくても答えは導けます。

❶

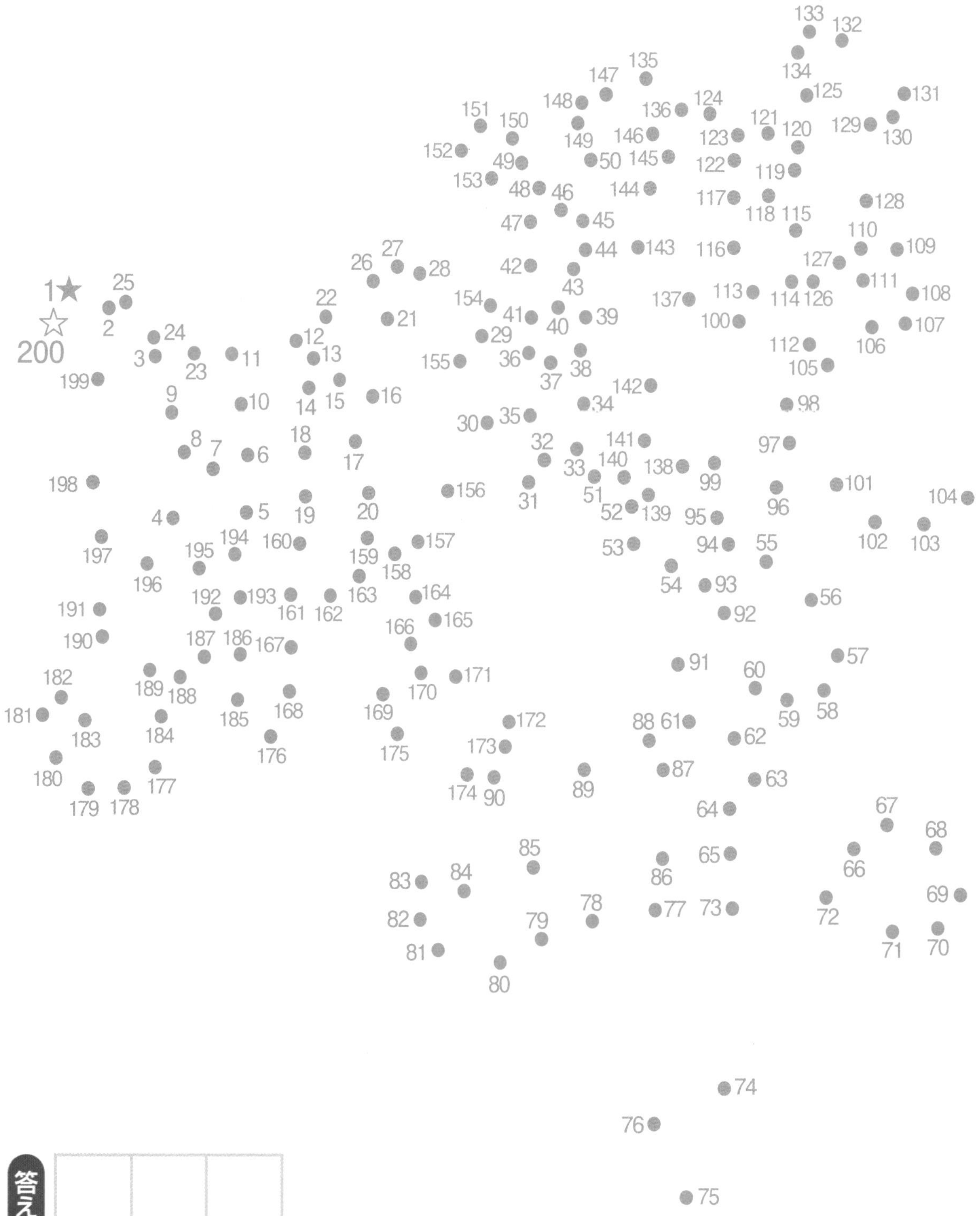

答え

脳活ポイント

見る力を磨き脳が活性

浮かび上がった図形から漢字を読み取り、三字熟語が何かを答えることで、脳の「見る力」の訓練にもなります。また、点を１から順につなげるため、注意力や集中力も鍛えられます。

目標時間

50代まで	60代	70代以上
15分	30分	40分

正答数　　／２問

かかった時間　　分

❷

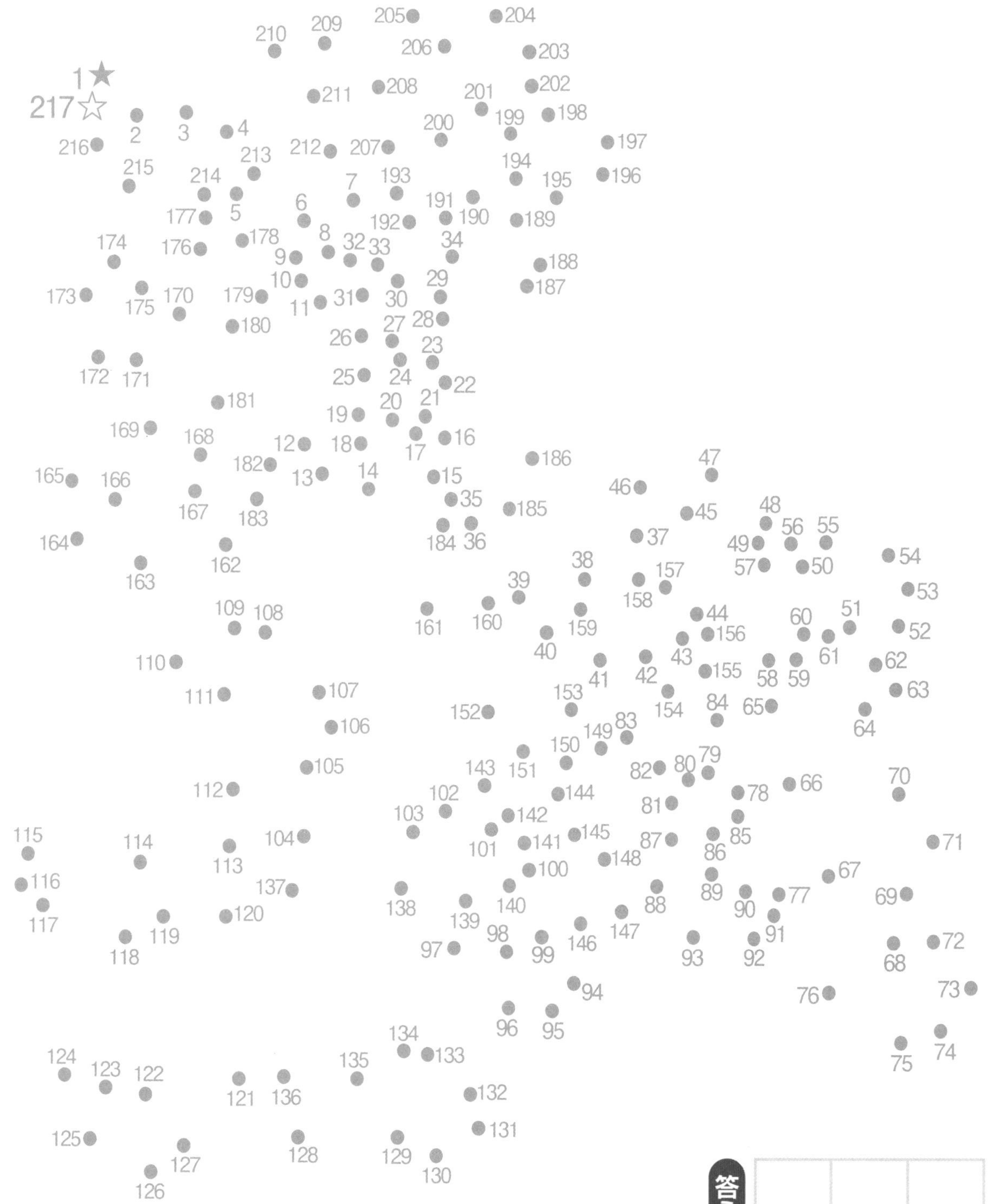

答え

※解答は87ページをご覧ください

27日目 つなぎ言葉クロス

実践日

月　日

難易度③★★★☆☆

　各問、中央の解答欄の左側には答えの前につく言葉が、右側には後ろにつく言葉が２つずつ並んでいます。これらの言葉が前後につけられる言葉を、ヒントにしたがって解答欄に書いてください。

① ヒント カタカナ３字

- 前：スープ、レトルト
- 後：粉、ライス
- 解答欄：□

② ヒント カタカナ４字

- 前：保湿、ホイップ
- 後：ソーダ、コロッケ
- 解答欄：□

③ ヒント ひらがな３字

- 前：極楽、尻切れ
- 後：返り、結び
- 解答欄：□

④ ヒント 漢字２字

- 前：三行、折り込み
- 後：塔、代理店
- 解答欄：□

⑤ ヒント カタカナ３字

- 前：梅肉、プラセンタ
- 後：トラ、パート
- 解答欄：□

⑥ ヒント カタカナ５字

- 前：クロス、サービス
- 後：テナー、アタック
- 解答欄：□

⑦ ヒント カタカナ３字

- 前：ポータブル、カー
- 後：カセット、体操
- 解答欄：□

⑧ ヒント カタカナ３字

- 前：キャッチ、縮小
- 後：ガード、用紙
- 解答欄：□

⑨ ヒント 漢字２字

- 前：同一、危険
- 後：画、写真
- 解答欄：□

⑩ ヒント 漢字２字

- 前：コーヒー、ジャージー
- 後：パック、配達
- 解答欄：□

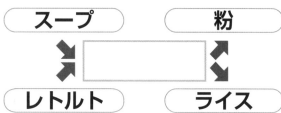

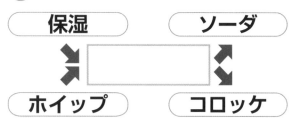

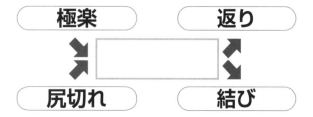

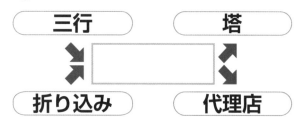

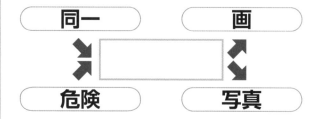

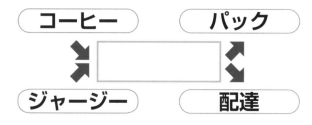

解答 ①カレー、②クリーム、③とんぼ、④広告、⑤エキス、⑥カウンター、⑦ラジオ、⑧コピー、⑨人物、⑩牛乳

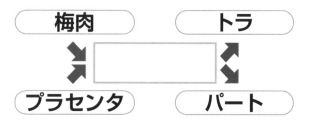

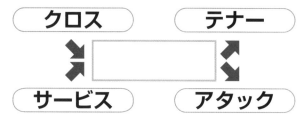

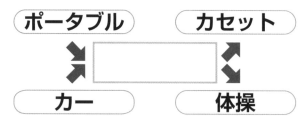

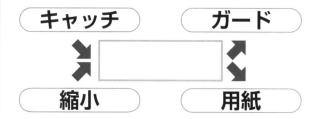

脳活ポイント

ひらめきが磨かれて思考も深まる

４つの言葉をヒントに、想起力を駆使してつなげられる言葉を探します。ヒントの単語を声に出してみると、パッとひらめく場合も。関連の深い言葉を考えていくうちに正解にたどり着くときもあります。

目標時間

50代まで	60代	70代以上
20分	25分	30分

正答数　　／20問

かかった時間　　分

⑪ ヒント カタカナ３字

トイレ　カプセル

リアル　リミット

⑫ ヒント カタカナ４字

ローカル　速報

芸能　キャスター

⑬ ヒント カタカナ２字

乾　生地

あん　ケーキ

⑭ ヒント 漢字２字

注文　手当

二世帯　ローン

⑮ ヒント カタカナ４字

フリー　ナイフ

ティッシュ　ドライバー

⑯ ヒント 漢字１字

おとめ　布団

オペラ　イス

⑰ ヒント カタカナ３字

オール　ドロップ

キャッシュ　ミラー

⑱ ヒント カタカナ３字

アイス　スケープ

健康　マーク

⑲ ヒント 漢字２字

現役　会計

バブル　交代

⑳ ヒント 漢字２字

挟み　盤

軍人　倒し

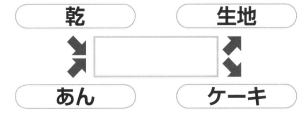

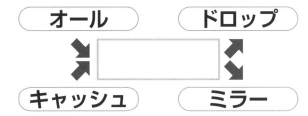

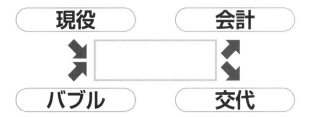

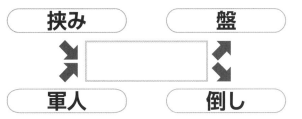

解答　⑪タイム、⑫ニュース、⑬パン、⑭住宅、⑮ペーパー、⑯座、⑰バック、⑱ランド、⑲世代、⑳将棋

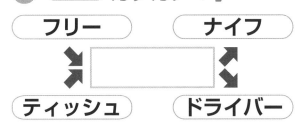

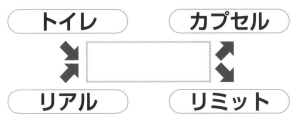

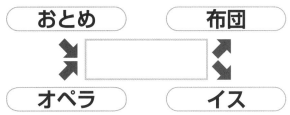

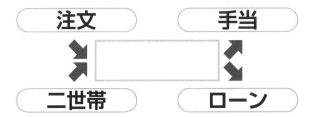

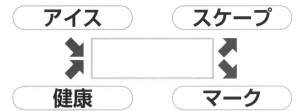

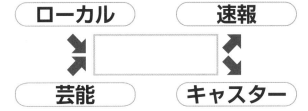

28日目 漢字連想クイズ

実践日

月　日

難易度③★★★☆☆

①～⑳にあるカタカナは、ある言葉から１文字抜いて○に置き換えてバラバラに並べたものです。足りない１文字を補ったうえで、正しく並べて漢字でカッコ内に書いてください。下の言葉は答えのヒントです。

① ンザ○ドウ

（　　　　）

ルート　山登り
小屋　縦走

② クシ○キシ

（　　　　）

岡山県　美観地区
マスカット　ジーンズ

③ ンニ○ンリ

（　　　　）

マンション　掃除
ウェブサイト　住み込み

④ ケッ○イセ

（　　　　）

図版　寸法
建築　形状

⑤ ュシ○キクョ

（　　　　）

昼飯　揚げパン
小学校　三角牛乳

⑥ ウン○トハエ

（　　　　）

赤色光　緊急停車
船舶　自動車

⑦ イュヨ○クザニ

（　　　　）

風呂　保湿
炭酸　香り

⑧ ラムサ○キダナ

（　　　　）

十勇士　戦国武将
六文銭　関ヶ原の戦い

⑨ レンセゲ○ネイイ

（　　　　）

未成年　タバコ
R指定　禁止

⑩ ンイウン○ケデコジ

（　　　　）

バックスクリーン　画面
液晶　発車案内

解答 ①登山道、②倉敷市、③管理人、④設計図、⑤給食、⑥発炎筒、⑦入浴剤、⑧真田幸村、⑨年齢制限、⑩電光掲示板

脳活ポイント

情報処理能力と洞察力が根づく

カタカナを全体的に眺めたときに、答えが浮かび上がってくるようなら、情報処理能力と洞察力がかなり鍛えられています。わからなければ、想起力を刺激する厳選された言葉のヒントを活用してください。

目標時間

50代まで	60代	70代以上
15分	25分	30分

正当数　／20問

かかった時間　分

⑪ ヌカ○ブ

（　　　　）

会社　優待券
総会　配当

⑫ ツシ○キウ

（　　　　）

学校　黒板
クラス　先生

⑬ ンド○セカ

（　　　　）

爆弾　きっかけ
点火　ひも

⑭ イヤ○セウ

（　　　　）

活動時間　フクロウ
カブトムシ　昼夜逆転

⑮ キカク○ンャウ

（　　　　）

旅行　名所めぐり
土産　ホテル

⑯ リイジ○ウテョ

（　　　　）

バス　駅
乗車　乗客

⑰ ナョジ○ウンキ

（　　　　）

カギ　防犯
ダイヤル　錠前

⑱ ネシミヨ○ツナモノ

（　　　　）

壇ノ浦　弁慶
平安末期　頼朝

⑲ ンコブ○ンサウケ

（　　　　）

レポート　引用
資料　脚注

⑳ トイエ○ンウガツ

（　　　　）

選挙　政党
駅前　マニフェスト

解答　⑪株主、⑫教室、⑬導火線、⑭夜行性、⑮観光客、
⑯停留所、⑰南京錠、⑱源義経、⑲参考文献、⑳街頭演説

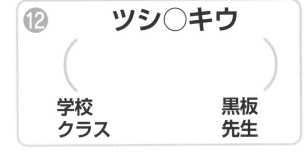

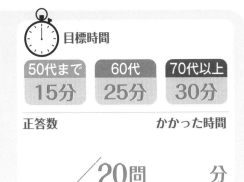

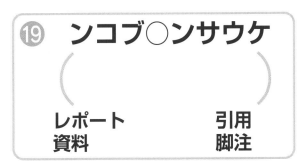

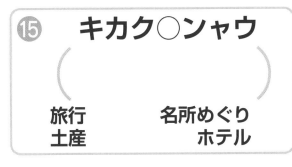

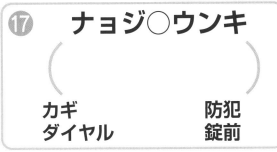

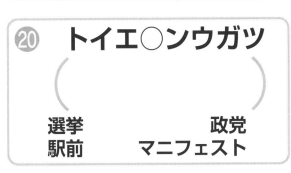

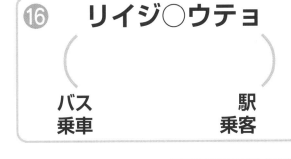

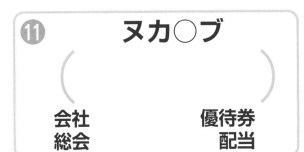

29日目 体の部位当てドリル

実践日
月　日

難易度3★★★☆☆

❶～㉚の文の中には空欄が１ヵ所あり、そこには体の部位に当たる漢字が１文字入ります。下にあるヒントの漢字のどれか１つを用いて、文を成立させてください。リストの漢字はそれぞれ１度しか使いません。

❶～⑮のリスト
心　首　脇（わき）　足　膝（ひざ）　肝（きも）　歯　口
頭　腹　腰　骨　鼻　顔　目

❶下着が見えていて、□から火が出るほど恥ずかしい。

❷このチームは□が甘く、優勝はできないだろう。

❸深夜に玄関のチャイムが突然鳴って、□を冷やした。

❹医者としてこの地に□をうずめるつもりでやってきた。

❺彼は□が固いので、認めてはくれないだろう。

❻幼馴染が遊びにくるのを□を長くして待っていた。

❼失敗しそうだが、最後まで続けると□を決めた。

❽ずっと歩いていたから□が笑ってしまった。

❾彼女を見て□の下が長くなる男性はすごく多い。

❿禁煙したら□がさびしくてグミを食べはじめた。

⓫大切にしていたケーキを食べた犯人の□がついた。

⓬ケンカして□にもないことをいったと反省している。

⓭家事と仕事と介護で、□が回るほど忙しい。

⓮締め切りまで□を食いしばってがんばった。

⓯ズシンと振動を感じたため、思わず□を浮かせた。

解答 ❶顔、❷脇、❸肝、❹骨、❺頭、❻首、❼腹、❽膝、❾鼻、❿口、⓫足、⓬心、⓭目、⓮歯、⓯腰

脳活ポイント

記憶力がたくましくなる

何気なく使っている日常会話には、体の部位を比喩的に用いる言い回しが数多くあります。改めて文章で見たときに正確に思い出せるかどうか、記憶力を鍛えましょう。使い慣れていない言葉は覚えてください。

目標時間

50代まで	60代	70代以上
20分	25分	30分

正答数 ／30問　かかった時間 分

⑯〜㉚のリスト

顎（あご）　肌　尻　鼻　腹　手　腕　爪
髪　肝（きも）　耳　肩　膝（ひざ）　口　眉（まゆ）

⑯この金額で仕事を頼んだら、□であしらわれた。

⑰最後の最後で逆転負けを喫し、□を落とした。

⑱決勝戦を前に□が鳴ってジッとしていられなかった。

⑲山の頂上に立つと自然のすばらしさを□で感じる。

⑳後ろ□を引かれる思いで、会議室から出て行った。

㉑大事な話をしているから、□を挟んでこないで。

㉒□に火をともすような生活をしてお金をためた。

㉓町内会の出店について、□を交えて話しあった。

㉔片方の□をつりあげて、相手チームをにらんだ。

㉕練習が厳しくて、部員の大半が□を出した。

㉖儲け話ばかりする人ほど、□が黒い気がする。

㉗そんな派手な服を着ていると□が軽いと思われそう。

㉘友達から自分の短所を聞かされて□が痛い。

㉙彼は女性に□が早いので、気をつけたほうがいい。

㉚両親の教えを□に銘じて、独り立ちしていく。

解答　⑯鼻、⑰肩、⑱腕、⑲肌、⑳髪、㉑口、㉒爪、㉓膝、㉔眉、㉕顎、㉖腹、㉗尻、㉘耳、㉙手、㉚肝

30日目 二字熟語クロス

実践日

月　　日

難易度④★★★★☆

下のリストから、上下左右にある漢字と組み合わせて二字熟語を４つ作れる漢字を選び、中央のマスに記入します。ページごとに16問すべて解いたら、リストに残った４字の漢字から四字熟語を作ってください。

問題	上	左	右	下
①	洋	一	装	従
②	武	主	棋	来
③	忘	謝	情	給
④	新	構	城	造
⑤	配	処	換	物
⑥	解	中	舌	針
⑦	柔	硬	球	骨
⑧	文	照	日	治
⑨	森	竹	道	業
⑩	怪	珍	医	道
⑪	政	完	安	療
⑫	灯	軽	脂	絵
⑬	地	電	根	技
⑭	手	時	所	縮
⑮	休	吐	吹	子
⑯	七	朝	方	日

①～⑯のリスト

将　在　球　息　治　築　緩
置　毒　恩　自　明　夕　服
林　急　獣　短　軟　油

⑰ 四字熟語の答え

答え □□□□

解答 ①服、②将、③恩、④築、⑤置、⑥毒、⑦軟、⑧明、⑨林、⑩獣、⑪治、⑫油、⑬球、⑭短、⑮息、⑯夕、⑰＜四字熟語の答え＞緩急自在

脳活ポイント

思考力と想起力を磨く！

４つの二字熟語に共通する漢字を探すのに必要な思考力や想像力・洞察力や、漢字を思い出す想起力が養われると考えられます。また、漢字力や語彙力を向上させる効果も期待できるでしょう。

目標時間

50代まで	60代	70代以上
25分	35分	45分

正答数　／34問

かかった時間　分

⑱

	人	
防		禍
	難	

⑲

	相	
妥		選
	然	

⑳

	音	
解		点
	経	

㉑

	頭	
洗		裏
	天	

㉒

	交	
流		学
	信	

㉓

	屋	
寝		風
	湾	

㉔

	課	
主		名
	材	

㉕

	染	
組		物
	姫	

㉖

	累	
面		雪
	分	

㉗

	手	
噴		分
	曜	

㉘

	弱	
減		年
	量	

㉙

	方	
魔		律
	度	

㉚

	解	
会		然
	放	

㉛

	毒	
弓		印
	先	

㉜

	段	
時		異
	額	

㉝

	富	
強		雨
	華	

⑱〜㉝のリスト

台　老　通　釈　積　脳　長
題　豪　災　織　不　差　読
寿　少　矢　法　水　当

㉞ 四字熟語の答え

答え

解答　⑱災、⑲当、⑳読、㉑脳、㉒通、㉓台、㉔題、㉕織、㉖積、㉗水、㉘少、㉙法、㉚釈、㉛矢、㉜差、㉝豪、㉞＜四字熟語の答え＞不老長寿

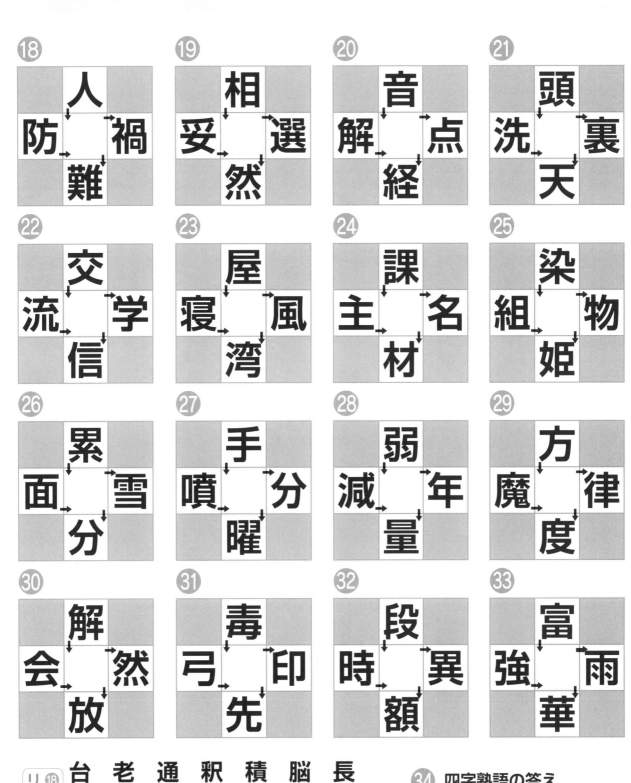

漢字脳活ひらめきパズル⑳ 解答

8日目 熟語ピタリパズル

❶

知	名	度
恵		外
熱	■	視

❷

漢	方	薬
数	向	■
字	性	

❸

学	園	祭
	遊	■
開	会	式

❹

七	転	八	起
不	老	不	死
思		■	回
議	■		生

❺

専	業	主	婦
売	■	流	
特	定	派	遣
許	■	■	

❻

天	地	神	明
下			朗
一	期	一	会
品	■	■	計

❼

支	配	人
持		件
率	■	費

❽

指	揮	者
定		■
席	次	表

❾

工	医	■
事	務	局
中	室	

❿

飛	行	機	雲
鳥		会	■
寺	■	均	■
	平	等	院

⓫

水		楽	応
道	■	市	援
管	弦	楽	団
■		座	長

⓬

懸	意		上
賞	味	期	限
広	深	■	金
告	長	■	利

その他のドリルの解答は各ページの下欄に記載しています。

11日目 数字つなぎ三字熟語

❶

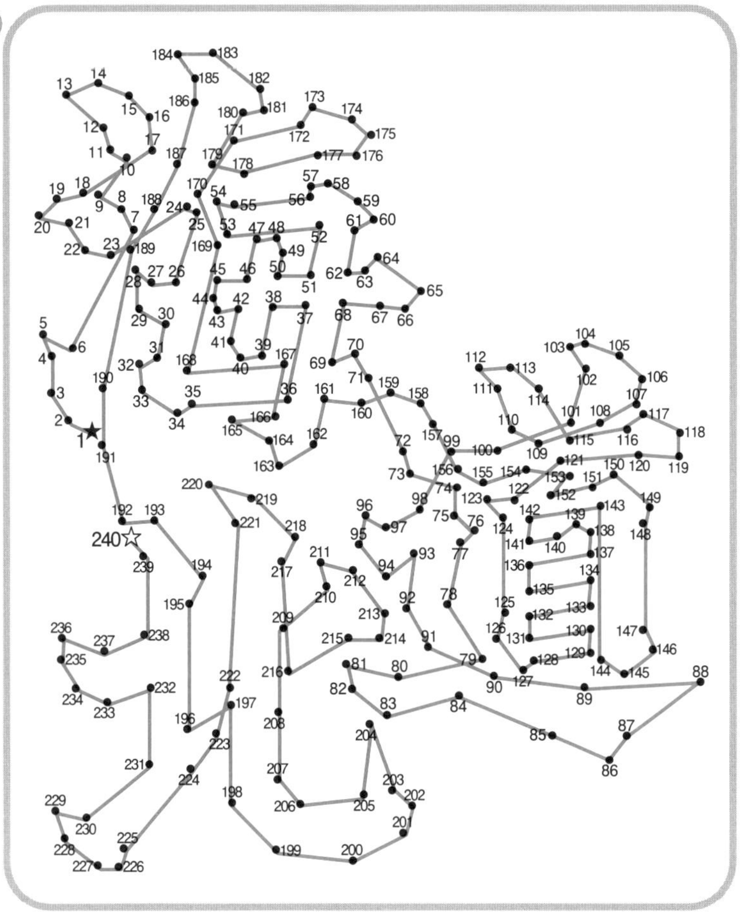

答え 北海道

❷

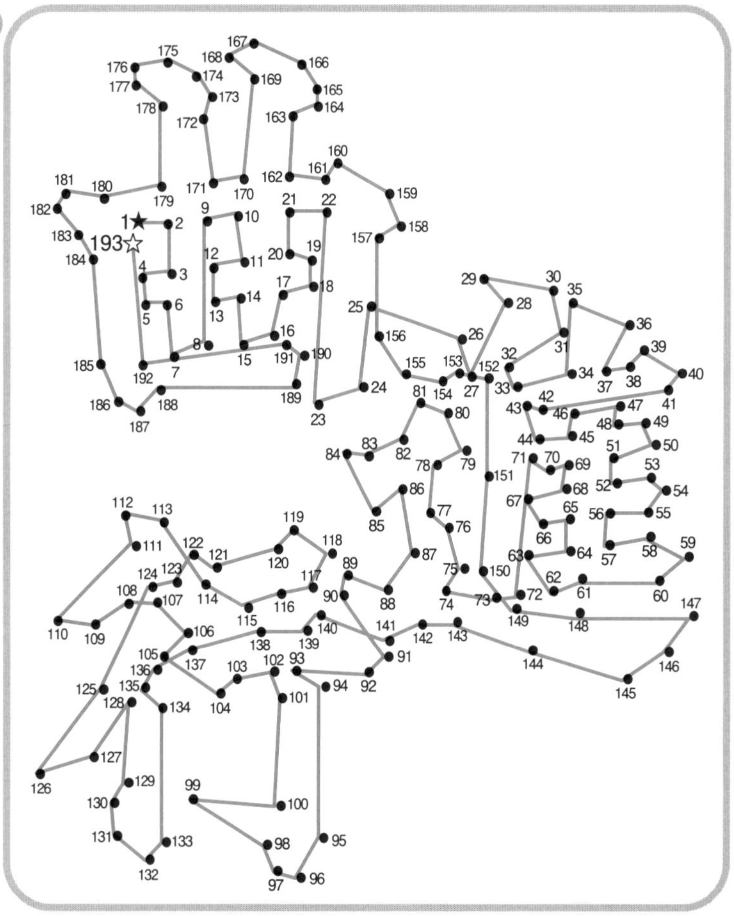

答え 行進曲

漢字脳活ひらめきパズル⑳ 解答

23日目 熟語ピタリパズル

❶

逆	指	名
■	導	
職	員	室

❷

日	程	表
記		玄
帳	■	関

❸

	光	■
不	合	格
未	成	年

❹

■	既		
絶	成		破
好	事	多	魔
調	実		矢

❺

	創	■	■
注	意	義	務
加	工	食	品
老	夫	婦	

❻

完	■	唯	
全	国	一	位
無	為	無	策
欠		二	■

❼

	正	■
急	反	発
初	対	面

❽

柱	時	計
■		算
金	婚	式

❾

演	技	派
芸		出
場	■	所

❿

神			■
出	羽	三	山
鬼	子	母	神
没	板		■

⓫

寺	子	屋	■
	供	■	最
一	部	始	終
	屋	■	回

⓬

	給	陸	■
■	食	上	闘
過	当	競	争
	番	技	心

その他のドリルの解答は各ページの下欄に記載しています。

26日目 数字つなぎ三字熟語

❶

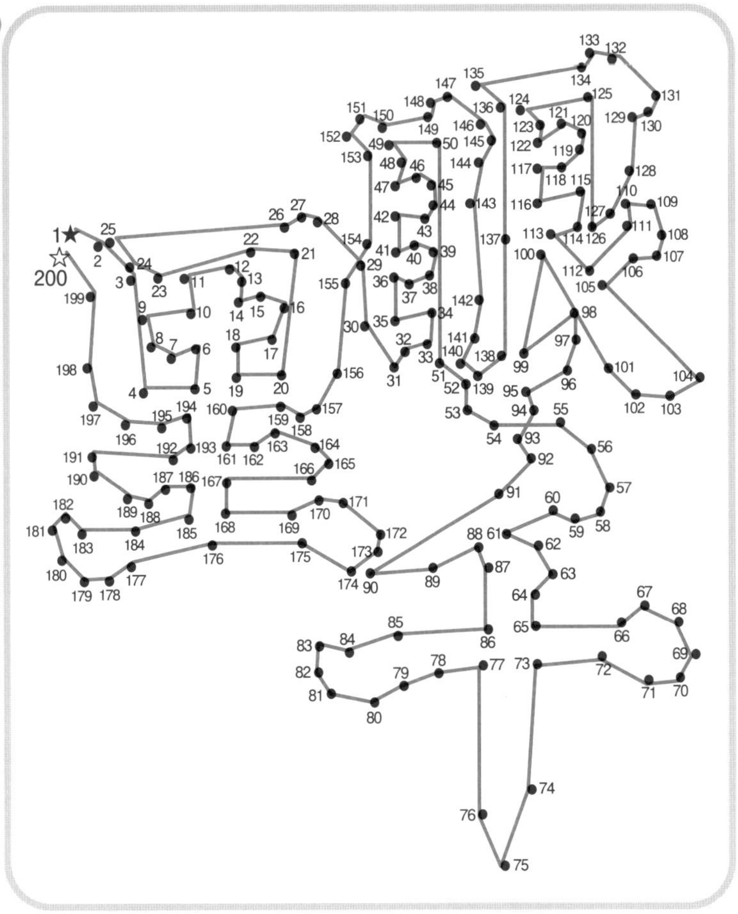

答え 千 里 眼

❷

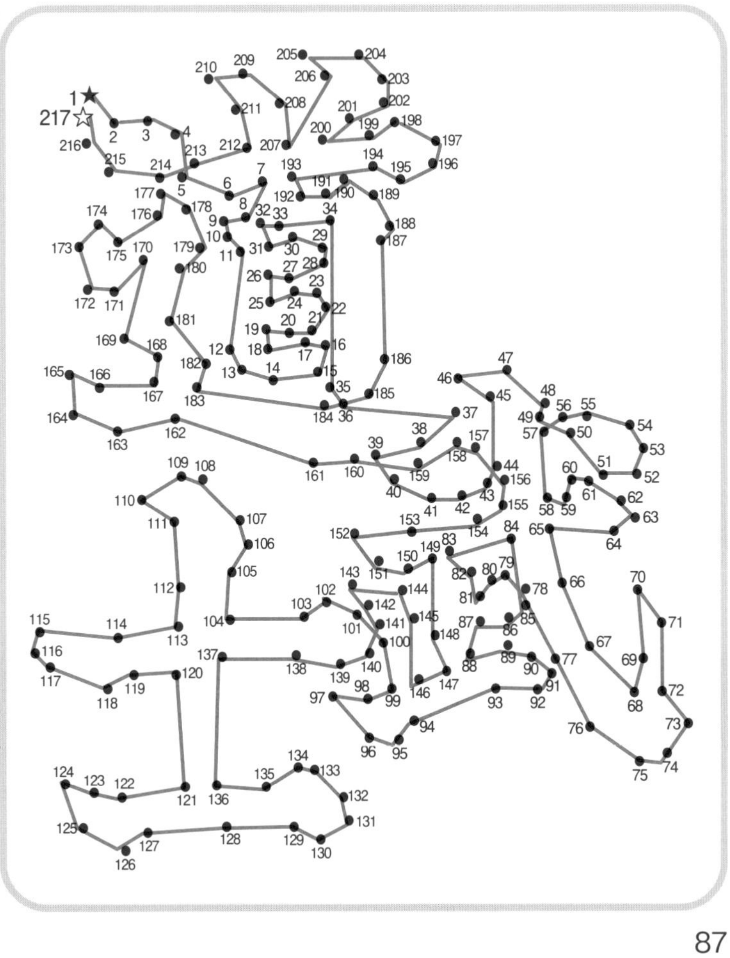

答え 武 士 道

毎日脳活スペシャル
漢字脳活 ひらめきパズル⑳

編集人	小西伸幸
企画統括	石井弘行　飯塚晃敏
編　集	株式会社わかさ出版／谷村明彦
装　丁	カラーズ
本文デザイン	石田昌子
写　真	石原麻里絵（fort）
イラスト	Adobe Stock
発行人	山本周嗣
発行所	株式会社　文響社 ホームページ　https://bunkyosha.com お問い合わせ　info@bunkyosha.com
印　刷	株式会社　光邦
製　本	古宮製本株式会社

本書のドリル問題は、一部を除き『脳活道場』（わかさ出版刊）に掲載されたものを一部改変の上、収録しています。

この本に関するご意見・ご感想をお寄せいただく場合は、
郵送またはメール（info@bunkyosha.com）にてお送りください。